U0658152

纺织社资格考试系列热题库

全国银行业专业人员职业资格考试热题库

《银行业法律法规与综合能力》（初级）

《银行业法律法规与综合能力》（中级）

《风险管理》（初级）

《风险管理》（中级）

《个人贷款》（初级）

《个人贷款》（中级）

《个人理财》（初级）

《个人理财》（中级）

《公司信贷》（初级）

《公司信贷》（中级）

《银行管理》（初级）

《银行管理》（中级）

全国期货从业人员执业资格考试热题库

《期货法律法规》

《期货基础知识》

《期货投资分析》

全国证券从业人员执业资格考试热题库

《金融市场基础知识》

《证券市场基本法律法规》

全国基金从业人员执业资格考试热题库

《基金法律法规、职业道德与业务规范》

《证券投资基金基础知识》

《私募股权投资基金基础知识》

心理咨询师国家职业资格考试热题库

《心理咨询师》（二级）

《心理咨询师》（三级）

目　　录

内 容 提 要

　　本书主要依据心理咨询师国家职业资格考试（二级）科目要求而编写，内容涵盖思维导图、模拟试卷、热题库三部分，思维导图能够帮助读者理清复习脉络，模拟试卷可以帮助读者检测复习效果，热题库可以帮助读者逐一击破考试重点、难点及易错点，增强应试能力。

图书在版编目（CIP）数据

　　心理咨询师国家职业资格考试热题库. 二级 / 全国资格认证考试热题库编委会，刘桂玲主编. — 北京：中国纺织出版社，2017.9
　　全国资格认证考试热题库
　　ISBN 978-7-5180-4010-0

　　Ⅰ. ①全… Ⅱ. ①全… ②刘… Ⅲ. ①心理咨询—咨询服务—资格考试—习题集 Ⅳ. ①R395.6-44

　　中国版本图书馆CIP数据核字（2017）第218007号

策划编辑：陈希尔　　责任印制：储志伟

中国纺织出版社出版发行
地址：北京市朝阳区百子湾东里A407号楼　邮政编码：100124
销售电话：010－67004422　传真：010－87155801
http://www.c-textilep.com
E-mail：faxing@c-textilep.com
中国纺织出版社天猫旗舰店
官方微博http://weibo.com/2119887771
三河市延风印装有限公司印刷　　各地新华书店经销
2017年9月第1版第1次印刷
开本：787×1092　1/16　印张：15.75
字数：364千字　定价：58.00元

凡购本书，如有缺页、倒页、脱页，由本社图书营销中心调换

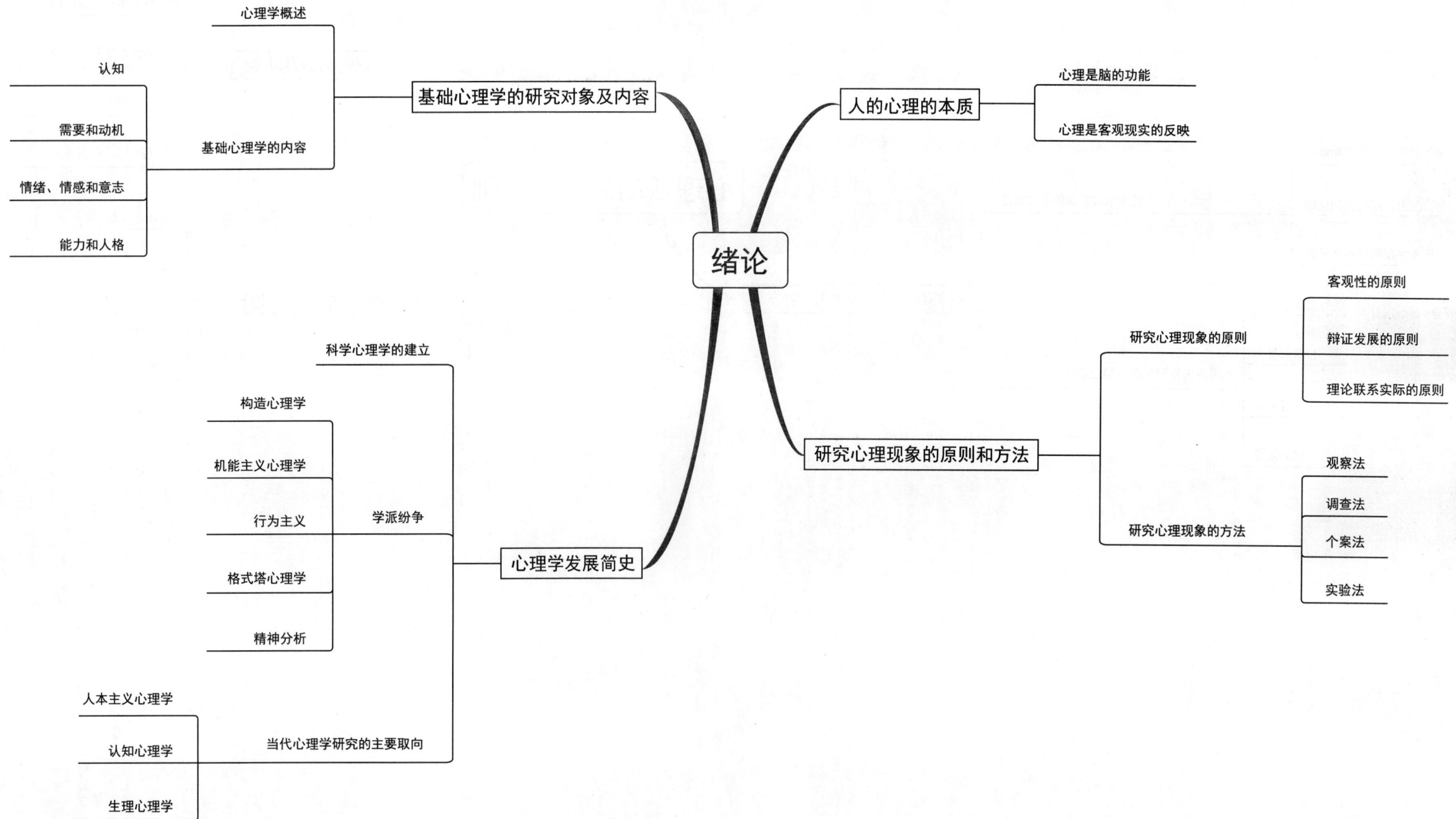

第一章 基础心理学知识

第一节 绪论

心理学概述

基础心理学的内容

认知

需要和动机

情绪、情感和意志

能力和人格

基础心理学的研究对象及内容

人的心理的本质

心理是脑的功能

心理是客观现实的反映

绪论

科学心理学的建立

构造心理学

机能主义心理学

行为主义

格式塔心理学

精神分析

学派纷争

人本主义心理学

认知心理学

生理心理学

当代心理学研究的主要取向

心理学发展简史

研究心理现象的原则和方法

研究心理现象的原则

客观性的原则

辩证发展的原则

理论联系实际的原则

研究心理现象的方法

观察法

调查法

个案法

实验法

心理活动的生理基础

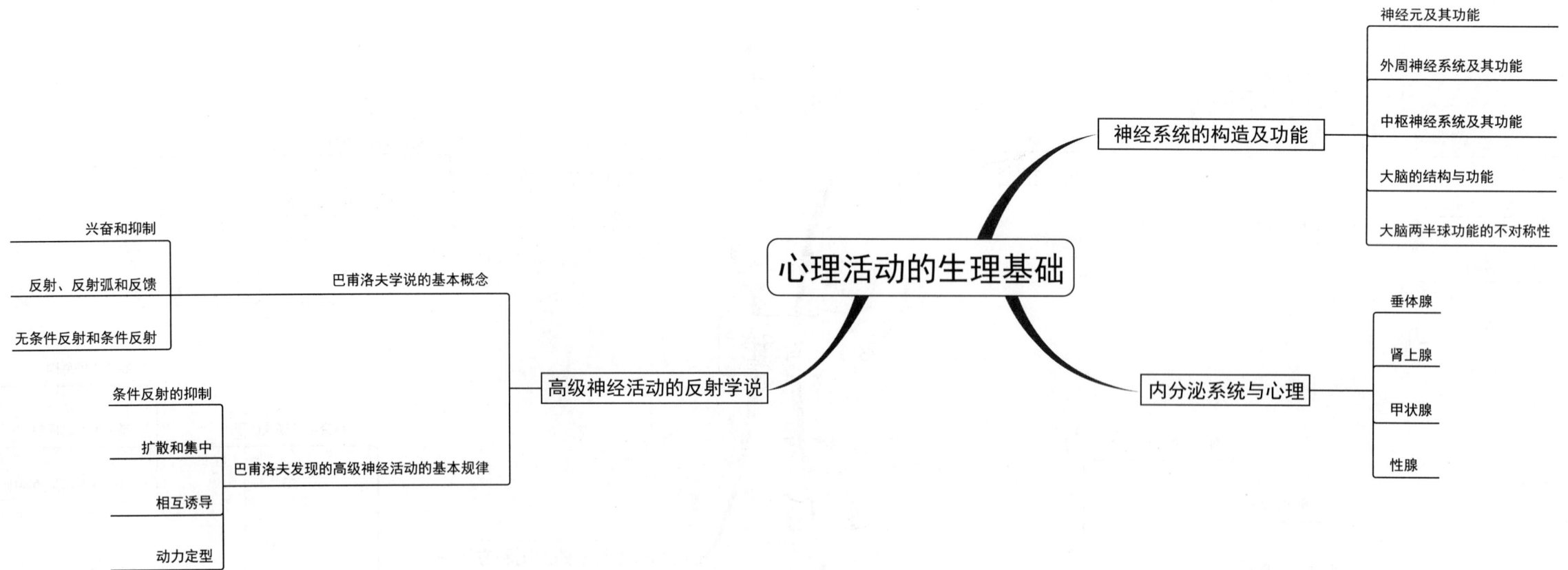

神经系统的构造及功能
- 神经元及其功能
- 外周神经系统及其功能
- 中枢神经系统及其功能
- 大脑的结构与功能
- 大脑两半球功能的不对称性

内分泌系统与心理
- 垂体腺
- 肾上腺
- 甲状腺
- 性腺

高级神经活动的反射学说

巴甫洛夫学说的基本概念
- 兴奋和抑制
- 反射、反射弧和反馈
- 无条件反射和条件反射

巴甫洛夫发现的高级神经活动的基本规律
- 条件反射的抑制
- 扩散和集中
- 相互诱导
- 动力定型

感觉概述
- 定义　人脑对直接作用于感觉器官的客观事物个别属性的反映
- 感觉的种类
  - 外部感觉
  - 内部感觉

感觉现象
- 感觉适应
- 感觉后像
- 感觉对比
- 联觉

感受性及感觉阈限
- 感受性　感觉器官对适宜刺激的感觉能力
- 感觉阈限　能引起感觉的最小刺激量

知觉概述
- 定义　直接作用于感觉器官的客观事物的整体在人脑中的反映
- 知觉的基本特性
  - 整体性
  - 选择性
  - 恒常性
  - 理解性

感觉、知觉

各种感觉
- 视觉
  - 视觉的适宜刺激
  - 视觉器官
  - 颜色视觉
    - 颜色的特性
    - 颜色混合
    - 色觉异常
- 听觉
  - 听觉的适宜刺激和听觉感受性
  - 听觉器官
  - 听觉的特性
- 嗅觉
- 味觉
- 皮肤感觉
- 平衡觉
- 运动觉
- 内脏感觉
- 痛觉

知觉的种类
- 空间知觉
  - 大小知觉
  - 形状知觉
  - 方位知觉
  - 距离知觉
    - 肌肉运动线索
      - 眼睛的调节作用
      - 双眼视轴辐合
    - 单眼线索
      - 对象的重叠
      - 线条的透视作用
      - 空气的透视作用
      - 明暗、阴影
      - 运动视差
    - 双眼线索
- 时间知觉
- 运动知觉
- 错觉

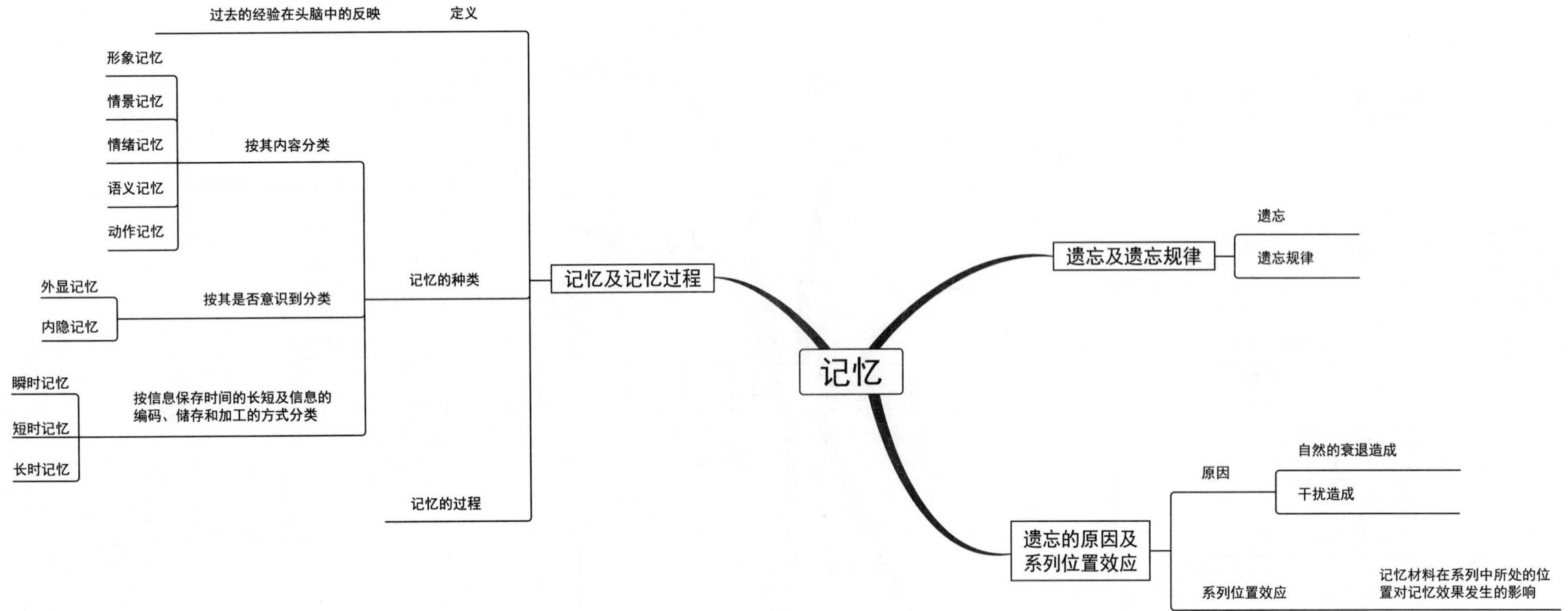

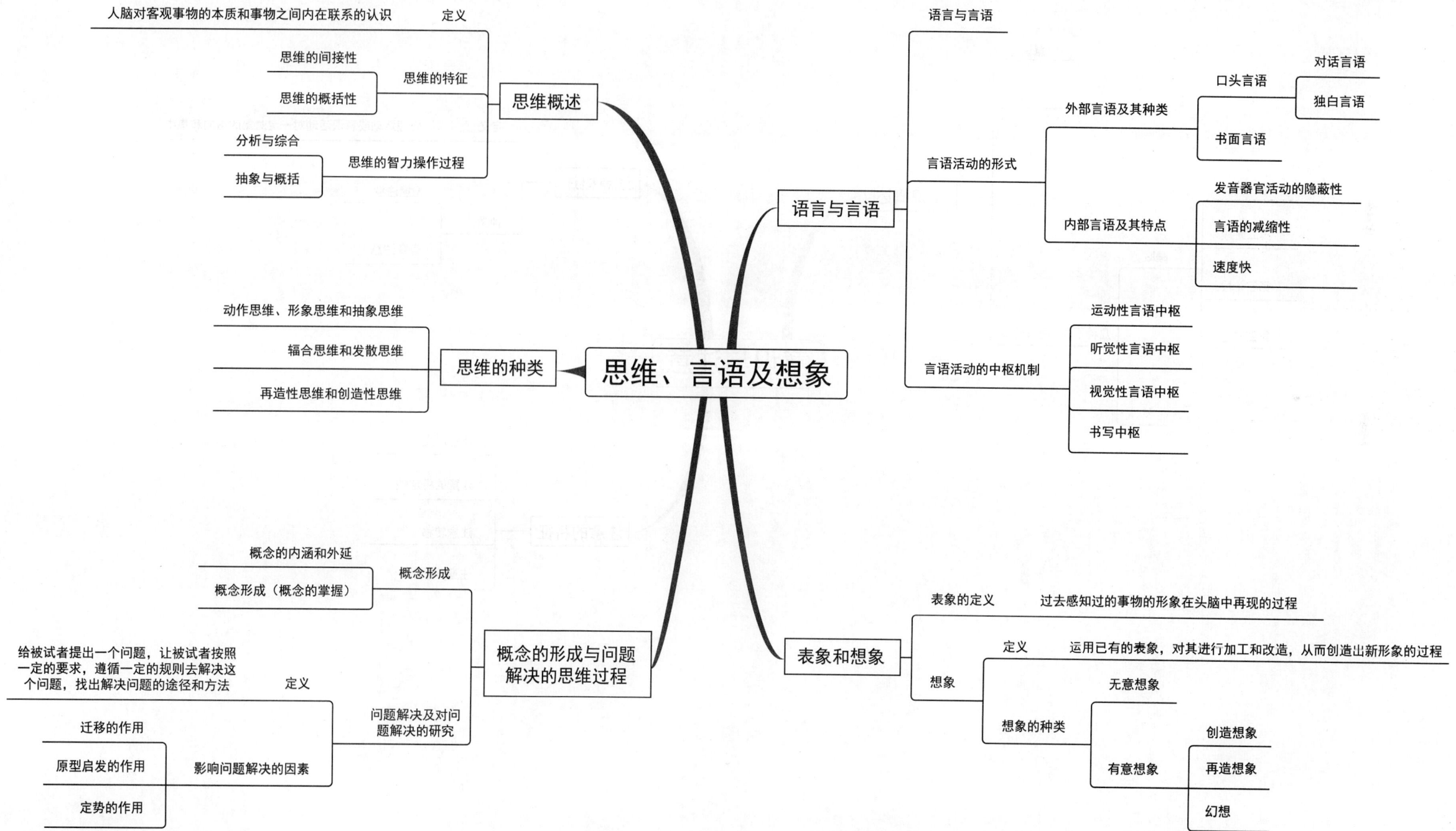

人脑对客观事物的本质和事物之间内在联系的认识 — 定义

思维的间接性 ┐
思维的概括性 ┴ 思维的特征 — 思维概述

分析与综合 ┐
抽象与概括 ┴ 思维的智力操作过程

动作思维、形象思维和抽象思维
辐合思维和发散思维 — 思维的种类
再造性思维和创造性思维

思维、言语及想象

语言与言语
言语活动的形式 ┐
　外部言语及其种类 — 口头言语 — 对话言语 / 独白言语
　　　　　　　　　　 书面言语
　内部言语及其特点 — 发音器官活动的隐蔽性 / 言语的减缩性 / 速度快
言语活动的中枢机制 — 运动性言语中枢 / 听觉性言语中枢 / 视觉性言语中枢 / 书写中枢
— 语言与言语

概念的内涵和外延
概念形成（概念的掌握） — 概念形成
给被试者提出一个问题，让被试者按照
一定的要求，遵循一定的规则去解决这
个问题，找出解决问题的途径和方法 — 定义
迁移的作用
原型启发的作用 — 影响问题解决的因素
定势的作用
问题解决及对问题解决的研究
— 概念的形成与问题解决的思维过程

表象的定义 — 过去感知过的事物的形象在头脑中再现的过程
想象 — 定义 — 运用已有的表象，对其进行加工和改造，从而创造出新形象的过程
想象的种类 — 无意想象 / 有意想象 — 创造想象 / 再造想象 / 幻想
— 表象和想象

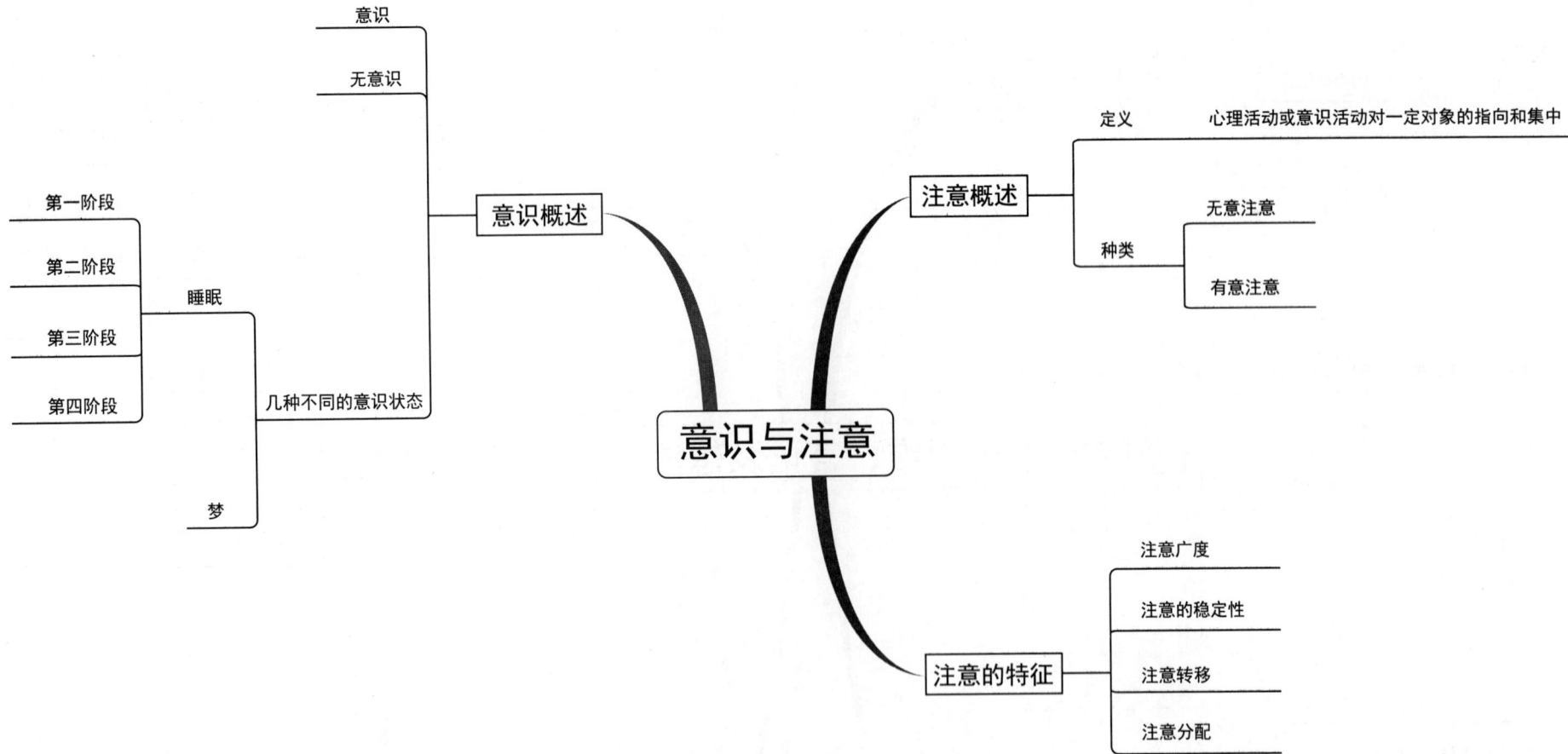

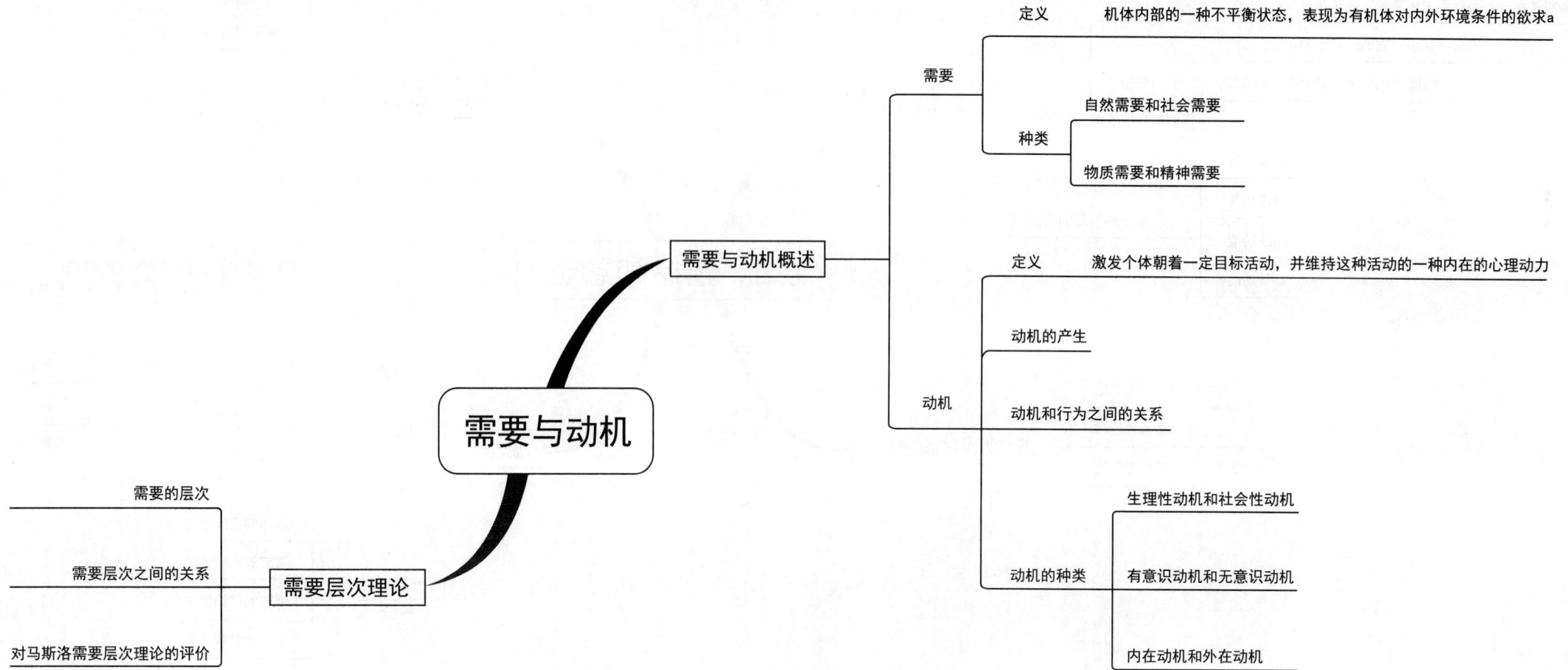

需要与动机概述

需要
定义　机体内部的一种不平衡状态，表现为有机体对内外环境条件的欲求a

种类
自然需要和社会需要
物质需要和精神需要

动机
定义　激发个体朝着一定目标活动，并维持这种活动的一种内在的心理动力
动机的产生
动机和行为之间的关系

动机的种类
生理性动机和社会性动机
有意识动机和无意识动机
内在动机和外在动机

需要与动机

需要层次理论
需要的层次
需要层次之间的关系
对马斯洛需要层次理论的评价

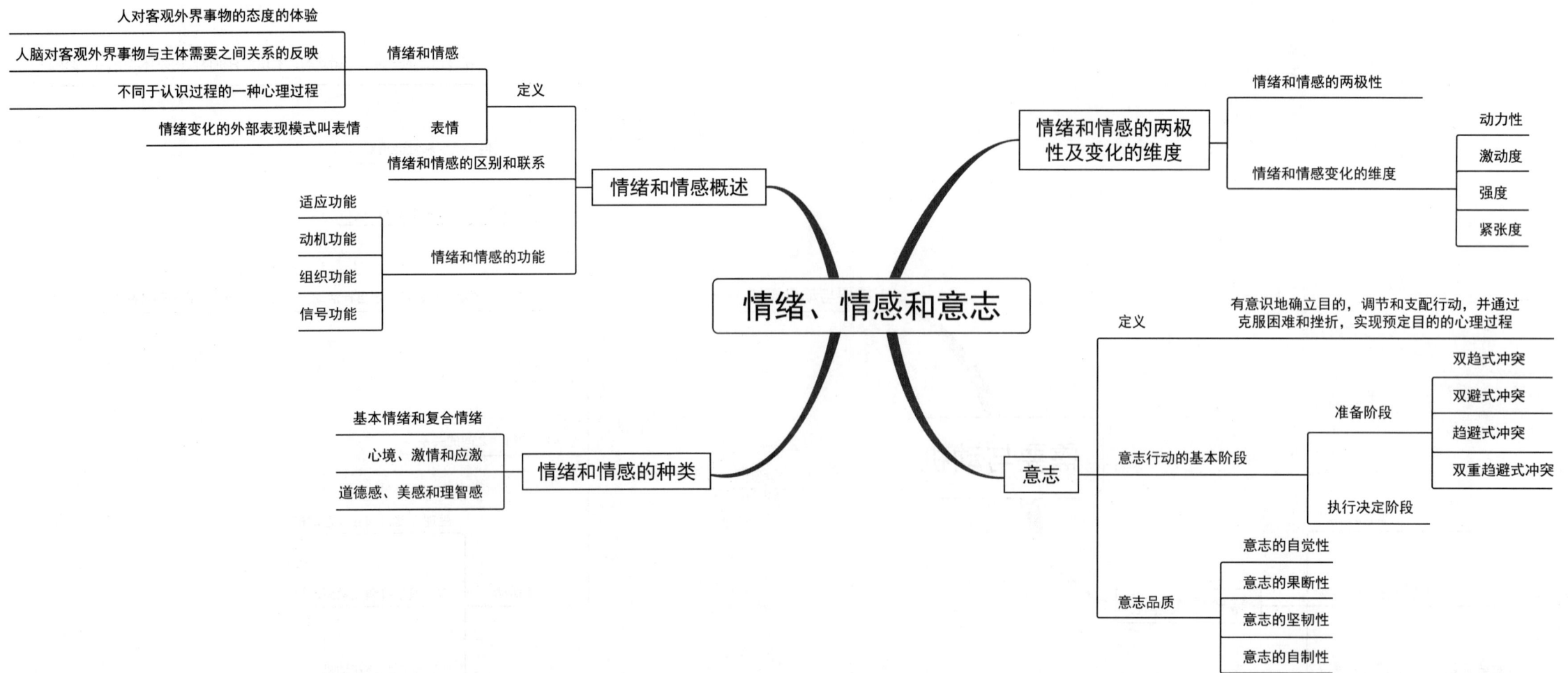

第九节　能力和人格

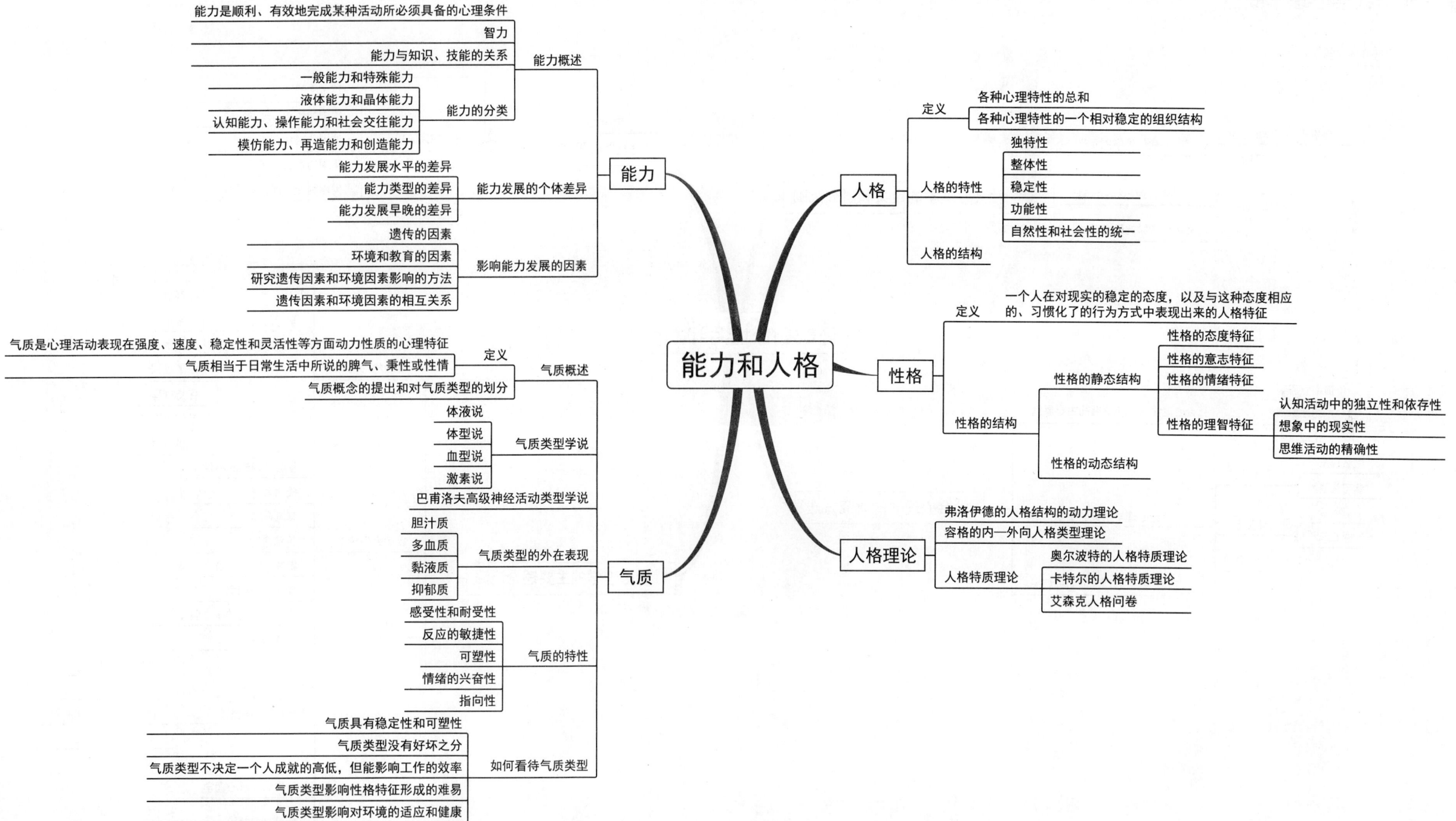

能力和人格

能力

能力概述
- 能力是顺利、有效地完成某种活动所必须具备的心理条件
  - 智力
  - 能力与知识、技能的关系

能力的分类
- 一般能力和特殊能力
- 液体能力和晶体能力
- 认知能力、操作能力和社会交往能力
- 模仿能力、再造能力和创造能力

能力发展的个体差异
- 能力发展水平的差异
- 能力类型的差异
- 能力发展早晚的差异

影响能力发展的因素
- 遗传的因素
- 环境和教育的因素
- 研究遗传因素和环境因素影响的方法
- 遗传因素和环境因素的相互关系

气质

气质概述
- 定义
  - 气质是心理活动表现在强度、速度、稳定性和灵活性等方面动力性质的心理特征
  - 气质相当于日常生活中所说的脾气、秉性或性情
  - 气质概念的提出和对气质类型的划分

气质类型学说
- 体液说
- 体型说
- 血型说
- 激素说
- 巴甫洛夫高级神经活动类型学说

气质类型的外在表现
- 胆汁质
- 多血质
- 黏液质
- 抑郁质

气质的特性
- 感受性和耐受性
- 反应的敏捷性
- 可塑性
- 情绪的兴奋性
- 指向性

如何看待气质类型
- 气质具有稳定性和可塑性
- 气质类型没有好坏之分
- 气质类型不决定一个人成就的高低，但能影响工作的效率
- 气质类型影响性格特征形成的难易
- 气质类型影响对环境的适应和健康

人格

定义
- 各种心理特性的总和
- 各种心理特性的一个相对稳定的组织结构

人格的特性
- 独特性
- 整体性
- 稳定性
- 功能性
- 自然性和社会性的统一

人格的结构

性格

定义
- 一个人在对现实的稳定的态度，以及与这种态度相应的、习惯化了的行为方式中表现出来的人格特征

性格的结构
- 性格的静态结构
  - 性格的态度特征
  - 性格的意志特征
  - 性格的情绪特征
  - 性格的理智特征
    - 认知活动中的独立性和依存性
    - 想象中的现实性
    - 思维活动的精确性
- 性格的动态结构

人格理论
- 弗洛伊德的人格结构的动力理论
- 容格的内—外向人格类型理论
- 人格特质理论
  - 奥尔波特的人格特质理论
  - 卡特尔的人格特质理论
  - 艾森克人格问卷

第二章　社会心理学知识

第一节　社会心理学概述

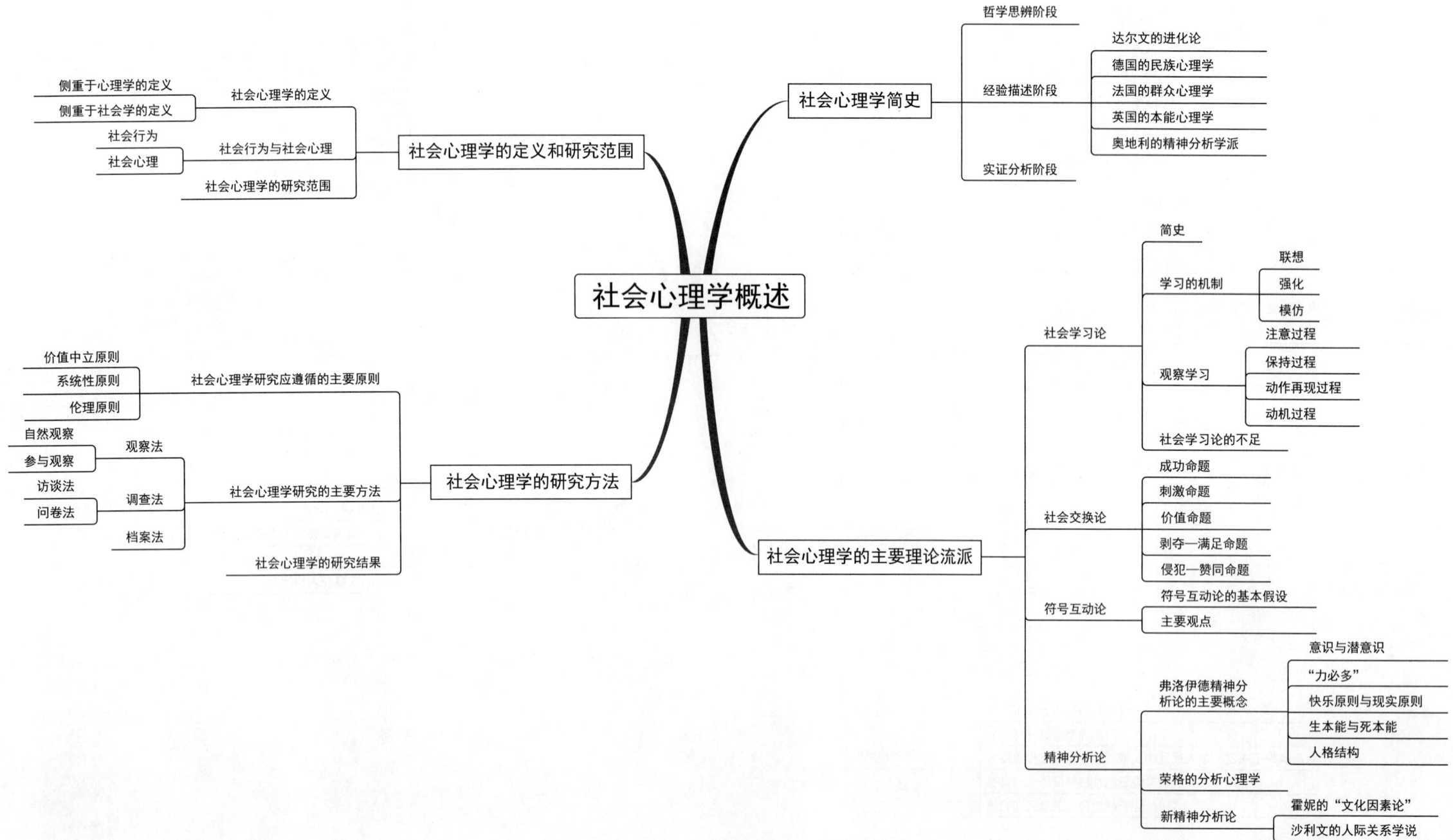

社会心理学概述

- 社会心理学的定义和研究范围
  - 社会心理学的定义
    - 侧重于心理学的定义
    - 侧重于社会学的定义
  - 社会行为与社会心理
    - 社会行为
    - 社会心理
  - 社会心理学的研究范围

- 社会心理学简史
  - 哲学思辨阶段
  - 经验描述阶段
    - 达尔文的进化论
    - 德国的民族心理学
    - 法国的群众心理学
    - 英国的本能心理学
    - 奥地利的精神分析学派
  - 实证分析阶段

- 社会心理学的研究方法
  - 社会心理学研究应遵循的主要原则
    - 价值中立原则
    - 系统性原则
    - 伦理原则
  - 社会心理学研究的主要方法
    - 观察法
      - 自然观察
      - 参与观察
    - 调查法
      - 访谈法
      - 问卷法
    - 档案法
  - 社会心理学的研究结果

- 社会心理学的主要理论流派
  - 社会学习论
    - 简史
    - 学习的机制
      - 联想
      - 强化
      - 模仿
    - 观察学习
      - 注意过程
      - 保持过程
      - 动作再现过程
      - 动机过程
    - 社会学习论的不足
  - 社会交换论
    - 成功命题
    - 刺激命题
    - 价值命题
    - 剥夺—满足命题
    - 侵犯—赞同命题
  - 符号互动论
    - 符号互动论的基本假设
    - 主要观点
  - 精神分析论
    - 弗洛伊德精神分析论的主要概念
      - 意识与潜意识
      - "力必多"
      - 快乐原则与现实原则
      - 生本能与死本能
      - 人格结构
    - 荣格的分析心理学
    - 新精神分析论
      - 霍妮的"文化因素论"
      - 沙利文的人际关系学说

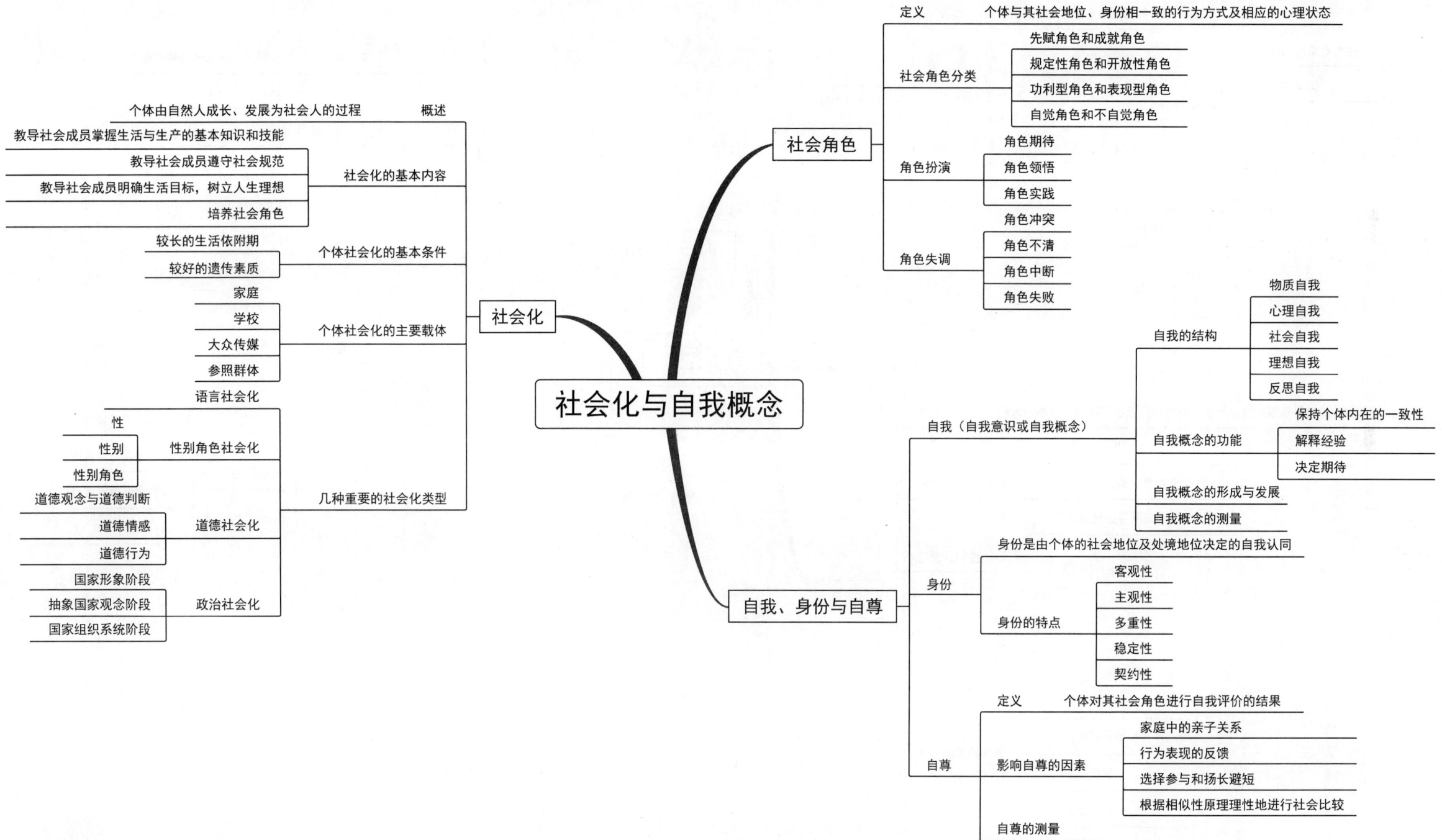

社会化与自我概念

社会化

概述 — 个体由自然人成长、发展为社会人的过程

社会化的基本内容
- 教导社会成员掌握生活与生产的基本知识和技能
- 教导社会成员遵守社会规范
- 教导社会成员明确生活目标，树立人生理想
- 培养社会角色

个体社会化的基本条件
- 较长的生活依附期
- 较好的遗传素质

个体社会化的主要载体
- 家庭
- 学校
- 大众传媒
- 参照群体

几种重要的社会化类型
- 语言社会化
- 性别角色社会化
  - 性
  - 性别
  - 性别角色
- 道德社会化
  - 道德观念与道德判断
  - 道德情感
  - 道德行为
- 政治社会化
  - 国家形象阶段
  - 抽象国家观念阶段
  - 国家组织系统阶段

社会角色

定义 — 个体与其社会地位、身份相一致的行为方式及相应的心理状态

社会角色分类
- 先赋角色和成就角色
- 规定性角色和开放性角色
- 功利型角色和表现型角色
- 自觉角色和不自觉角色

角色扮演
- 角色期待
- 角色领悟
- 角色实践

角色失调
- 角色冲突
- 角色不清
- 角色中断
- 角色失败

自我、身份与自尊

自我（自我意识或自我概念）
- 自我的结构
  - 物质自我
  - 心理自我
  - 社会自我
  - 理想自我
  - 反思自我
- 自我概念的功能
  - 保持个体内在的一致性
  - 解释经验
  - 决定期待
- 自我概念的形成与发展
- 自我概念的测量

身份 — 身份是由个体的社会地位及处境地位决定的自我认同
- 身份的特点
  - 客观性
  - 主观性
  - 多重性
  - 稳定性
  - 契约性

自尊
- 定义 — 个体对其社会角色进行自我评价的结果
- 影响自尊的因素
  - 家庭中的亲子关系
  - 行为表现的反馈
  - 选择参与和扬长避短
  - 根据相似性原理理性地进行社会比较
- 自尊的测量

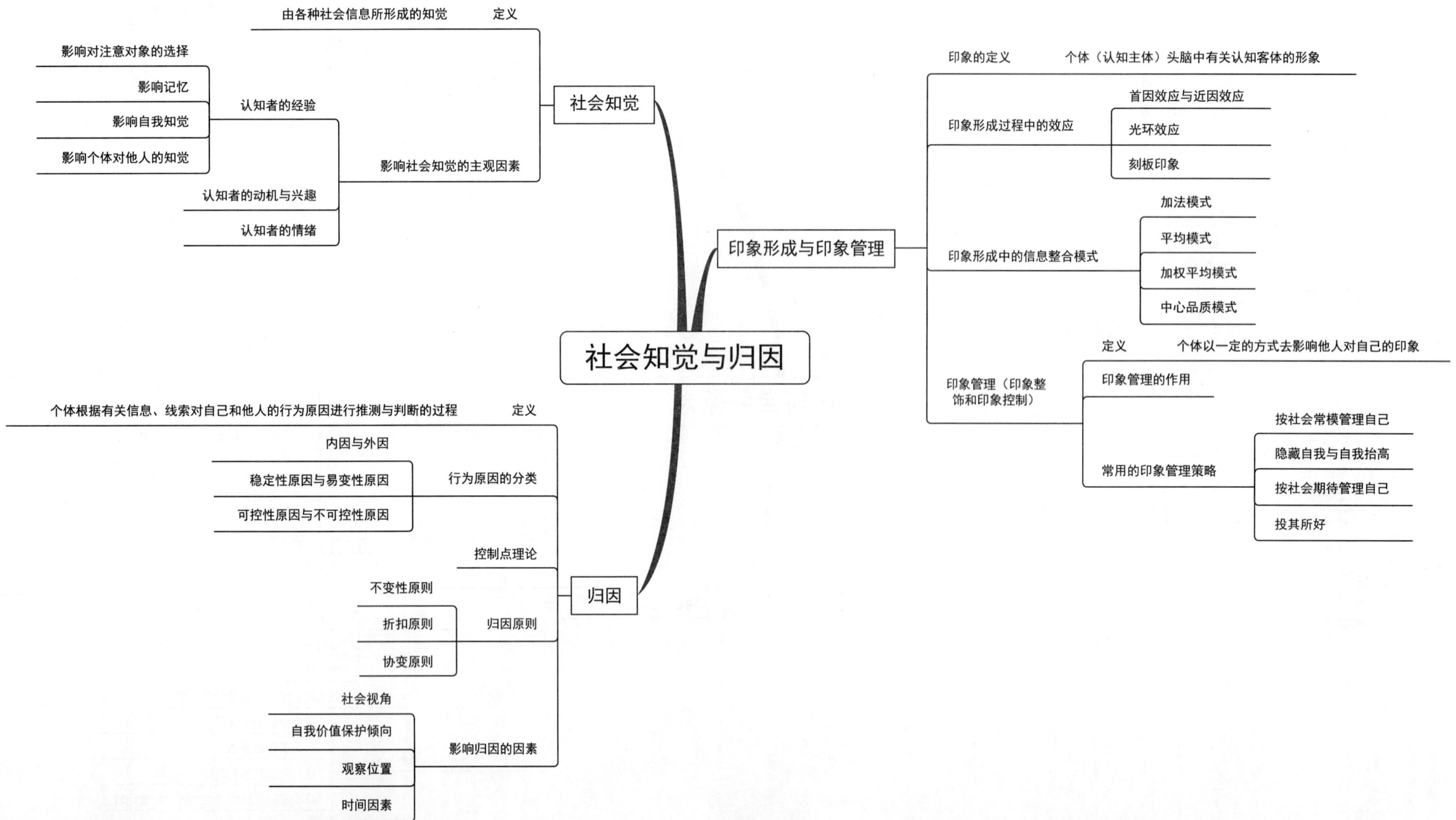

社会知觉与归因

社会知觉

- 定义：由各种社会信息所形成的知觉
- 影响社会知觉的主观因素
  - 认知者的经验
    - 影响对注意对象的选择
    - 影响记忆
    - 影响自我知觉
    - 影响个体对他人的知觉
  - 认知者的动机与兴趣
  - 认知者的情绪

印象形成与印象管理

- 印象的定义：个体（认知主体）头脑中有关认知客体的形象
- 印象形成过程中的效应
  - 首因效应与近因效应
  - 光环效应
  - 刻板印象
- 印象形成中的信息整合模式
  - 加法模式
  - 平均模式
  - 加权平均模式
  - 中心品质模式
- 印象管理（印象整饰和印象控制）
  - 定义：个体以一定的方式去影响他人对自己的印象
  - 印象管理的作用
  - 常用的印象管理策略
    - 按社会常模管理自己
    - 隐藏自我与自我抬高
    - 按社会期待管理自己
    - 投其所好

归因

- 定义：个体根据有关信息、线索对自己和他人的行为原因进行推测与判断的过程
- 行为原因的分类
  - 内因与外因
  - 稳定性原因与易变性原因
  - 可控性原因与不可控性原因
- 控制点理论
- 归因原则
  - 不变性原则
  - 折扣原则
  - 协变原则
- 影响归因的因素
  - 社会视角
  - 自我价值保护倾向
  - 观察位置
  - 时间因素

社会动机与社交情绪

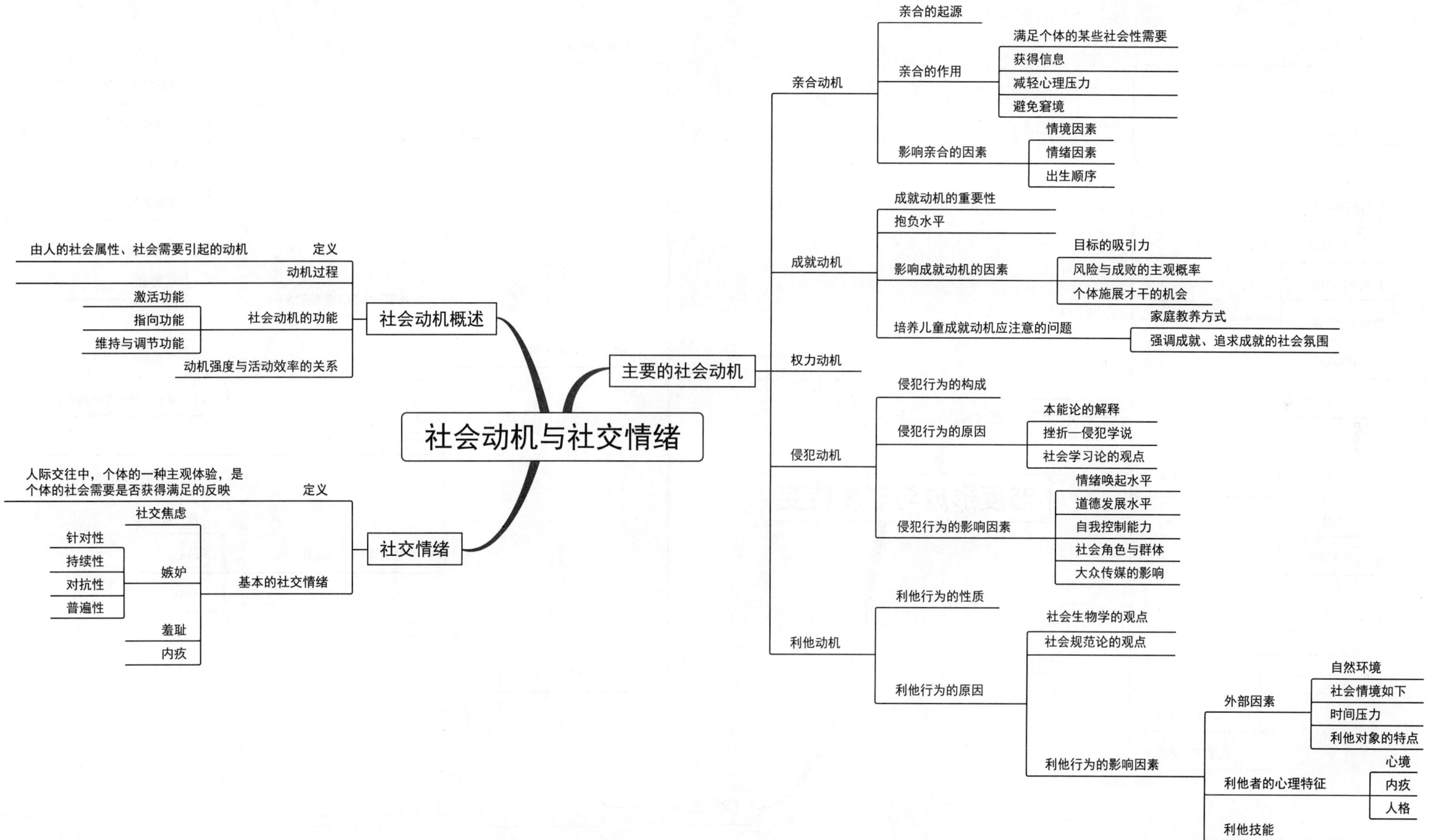

社会动机概述

- 由人的社会属性、社会需要引起的动机 —— 定义
- 动机过程
- 社会动机的功能
  - 激活功能
  - 指向功能
  - 维持与调节功能
- 动机强度与活动效率的关系

社交情绪

- 人际交往中，个体的一种主观体验，是个体的社会需要是否获得满足的反映 —— 定义
- 基本的社交情绪
  - 社交焦虑
    - 针对性
    - 持续性
    - 对抗性
    - 普遍性
  - 嫉妒
  - 羞耻
  - 内疚

主要的社会动机

亲合动机

- 亲合的起源
- 亲合的作用
  - 满足个体的某些社会性需要
  - 获得信息
  - 减轻心理压力
  - 避免窘境
- 影响亲合的因素
  - 情境因素
  - 情绪因素
  - 出生顺序

成就动机

- 成就动机的重要性
- 抱负水平
- 影响成就动机的因素
  - 目标的吸引力
  - 风险与成败的主观概率
  - 个体施展才干的机会
- 培养儿童成就动机应注意的问题
  - 家庭教养方式
  - 强调成就、追求成就的社会氛围

权力动机

侵犯动机

- 侵犯行为的构成
- 侵犯行为的原因
  - 本能论的解释
  - 挫折—侵犯学说
  - 社会学习论的观点
- 侵犯行为的影响因素
  - 情绪唤起水平
  - 道德发展水平
  - 自我控制能力
  - 社会角色与群体
  - 大众传媒的影响

利他动机

- 利他行为的性质
- 利他行为的原因
  - 社会生物学的观点
  - 社会规范论的观点
- 利他行为的影响因素
  - 外部因素
    - 自然环境
    - 社会情境如下
    - 时间压力
    - 利他对象的特点
  - 利他者的心理特征
    - 心境
    - 内疚
    - 人格
  - 利他技能

态度的特点
- 内在性
- 对象性
- 稳定性

态度的成分
- 认知成分
- 情感成分
- 行为倾向成分

态度的功能
- 工具性功能
- 自我防御功能
- 价值表现功能
- 认知功能

态度的维度
- 方向
- 强度
- 深度
- 向中度
- 外显度

态度形成
- 依从
- 认同
- 内化

态度与行为

态度与价值观

态度概述

态度形成与态度转变

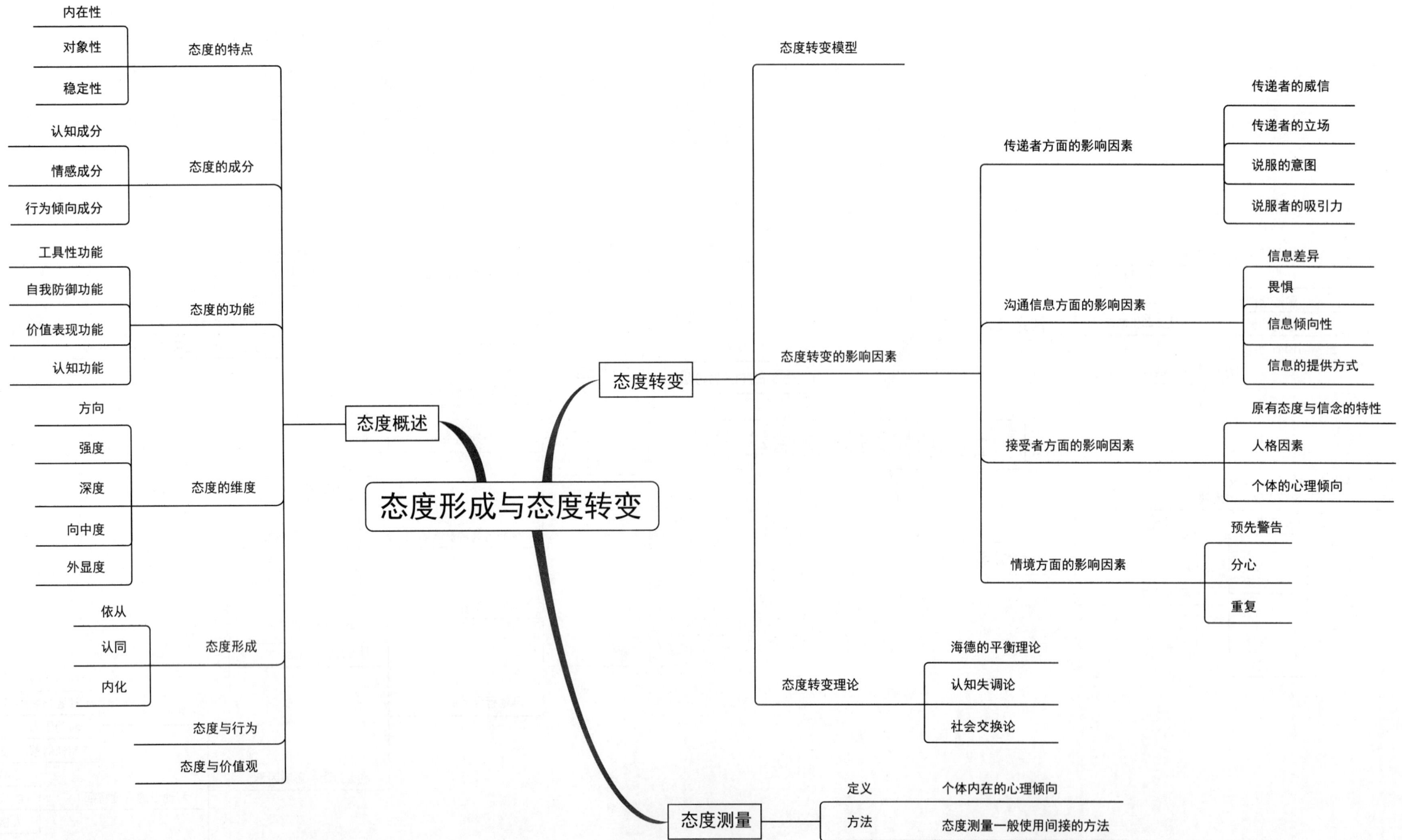

态度转变

态度转变模型

态度转变的影响因素
- 传递者方面的影响因素
  - 传递者的威信
  - 传递者的立场
  - 说服的意图
  - 说服者的吸引力
- 沟通信息方面的影响因素
  - 信息差异
  - 畏惧
  - 信息倾向性
  - 信息的提供方式
- 接受者方面的影响因素
  - 原有态度与信念的特性
  - 人格因素
  - 个体的心理倾向
- 情境方面的影响因素
  - 预先警告
  - 分心
  - 重复

态度转变理论
- 海德的平衡理论
- 认知失调论
- 社会交换论

态度测量
- 定义　个体内在的心理倾向
- 方法　态度测量一般使用间接的方法

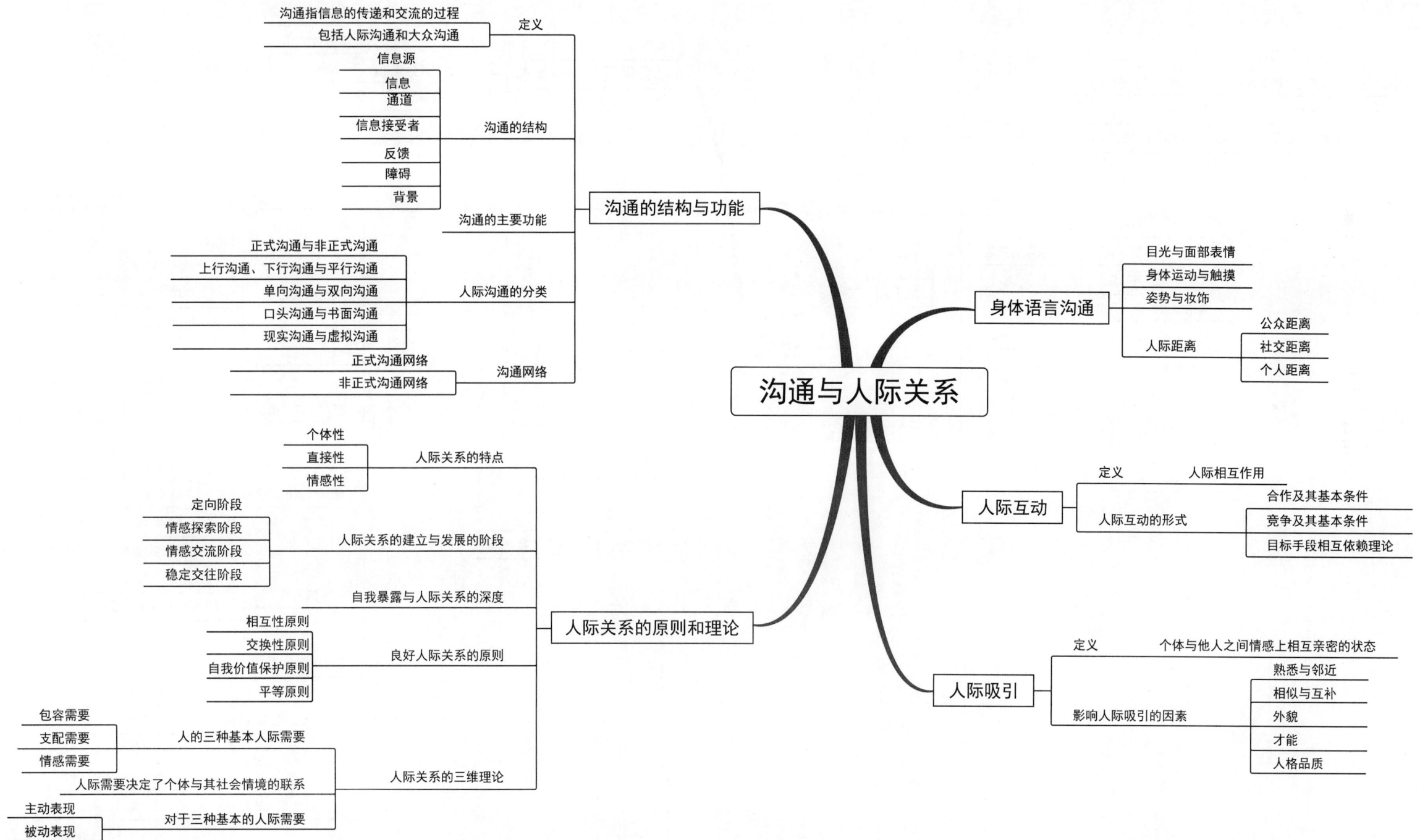

沟通与人际关系

沟通的结构与功能

- 定义
  - 沟通指信息的传递和交流的过程
  - 包括人际沟通和大众沟通
- 沟通的结构
  - 信息源
  - 信息
  - 通道
  - 信息接受者
  - 反馈
  - 障碍
  - 背景
- 沟通的主要功能
- 人际沟通的分类
  - 正式沟通与非正式沟通
  - 上行沟通、下行沟通与平行沟通
  - 单向沟通与双向沟通
  - 口头沟通与书面沟通
  - 现实沟通与虚拟沟通
- 沟通网络
  - 正式沟通网络
  - 非正式沟通网络

身体语言沟通

- 目光与面部表情
- 身体运动与触摸
- 姿势与妆饰
- 人际距离
  - 公众距离
  - 社交距离
  - 个人距离

人际互动

- 定义
  - 人际相互作用
- 人际互动的形式
  - 合作及其基本条件
  - 竞争及其基本条件
  - 目标手段相互依赖理论

人际关系的原则和理论

- 人际关系的特点
  - 个体性
  - 直接性
  - 情感性
- 人际关系的建立与发展的阶段
  - 定向阶段
  - 情感探索阶段
  - 情感交流阶段
  - 稳定交往阶段
- 自我暴露与人际关系的深度
- 良好人际关系的原则
  - 相互性原则
  - 交换性原则
  - 自我价值保护原则
  - 平等原则
- 人际关系的三维理论
  - 人的三种基本人际需要
    - 包容需要
    - 支配需要
    - 情感需要
  - 人际需要决定了个体与其社会情境的联系
  - 对于三种基本的人际需要
    - 主动表现
    - 被动表现

人际吸引

- 定义
  - 个体与他人之间情感上相互亲密的状态
- 影响人际吸引的因素
  - 熟悉与邻近
  - 相似与互补
  - 外貌
  - 才能
  - 人格品质

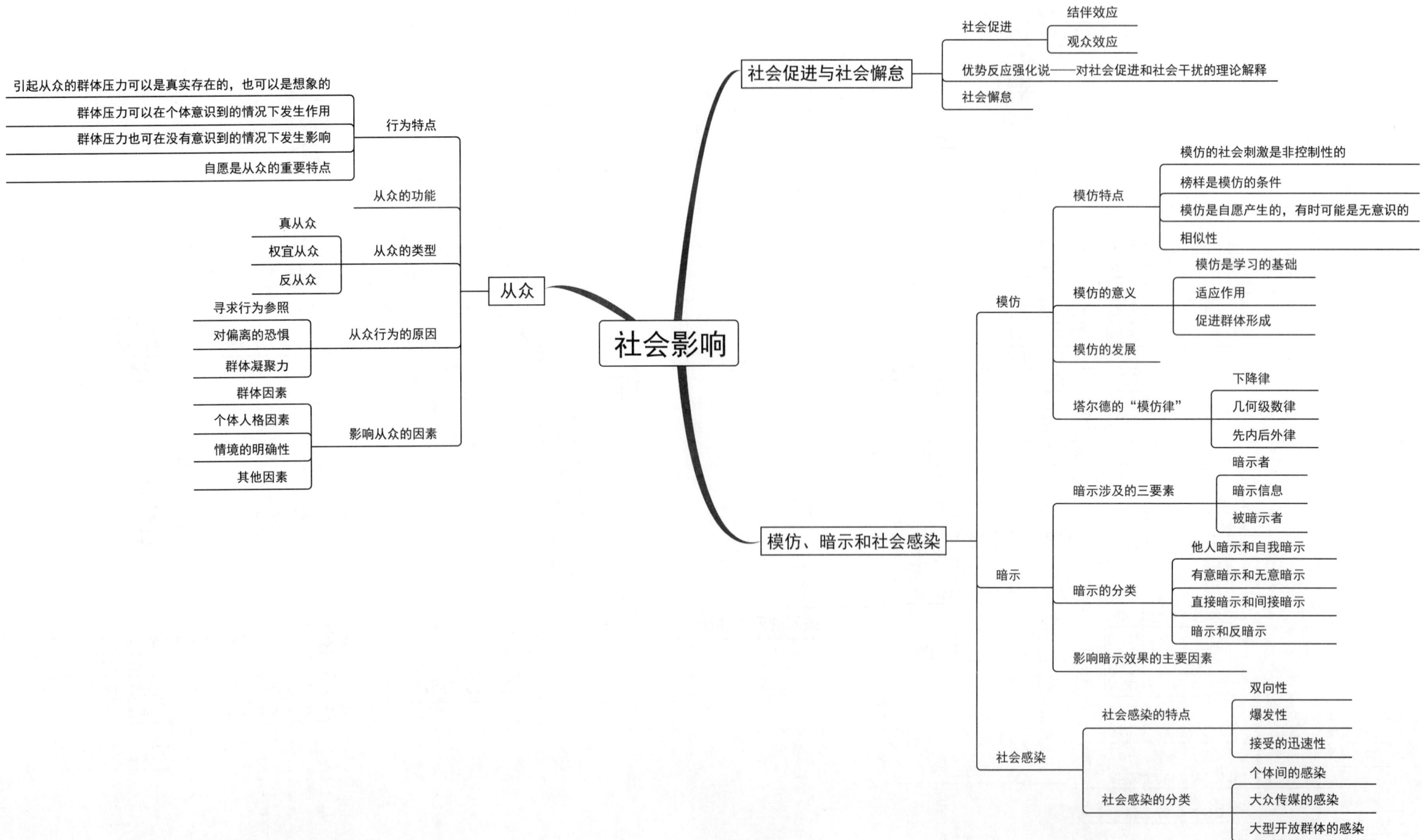

社会影响

社会促进与社会懈怠

- 社会促进
  - 结伴效应
  - 观众效应
- 优势反应强化说——对社会促进和社会干扰的理论解释
- 社会懈怠

从众

- 行为特点
  - 引起从众的群体压力可以是真实存在的，也可以是想象的
  - 群体压力可以在个体意识到的情况下发生作用
  - 群体压力也可在没有意识到的情况下发生影响
  - 自愿是从众的重要特点
- 从众的功能
- 从众的类型
  - 真从众
  - 权宜从众
  - 反从众
- 从众行为的原因
  - 寻求行为参照
  - 对偏离的恐惧
  - 群体凝聚力
- 影响从众的因素
  - 群体因素
  - 个体人格因素
  - 情境的明确性
  - 其他因素

模仿、暗示和社会感染

- 模仿
  - 模仿特点
    - 模仿的社会刺激是非控制性的
    - 榜样是模仿的条件
    - 模仿是自愿产生的，有时可能是无意识的
    - 相似性
  - 模仿的意义
    - 模仿是学习的基础
    - 适应作用
    - 促进群体形成
  - 模仿的发展
  - 塔尔德的"模仿律"
    - 下降律
    - 几何级数律
    - 先内后外律
- 暗示
  - 暗示涉及的三要素
    - 暗示者
    - 暗示信息
    - 被暗示者
  - 暗示的分类
    - 他人暗示和自我暗示
    - 有意暗示和无意暗示
    - 直接暗示和间接暗示
    - 暗示和反暗示
  - 影响暗示效果的主要因素
- 社会感染
  - 社会感染的特点
    - 双向性
    - 爆发性
    - 接受的迅速性
  - 社会感染的分类
    - 个体间的感染
    - 大众传媒的感染
    - 大型开放群体的感染

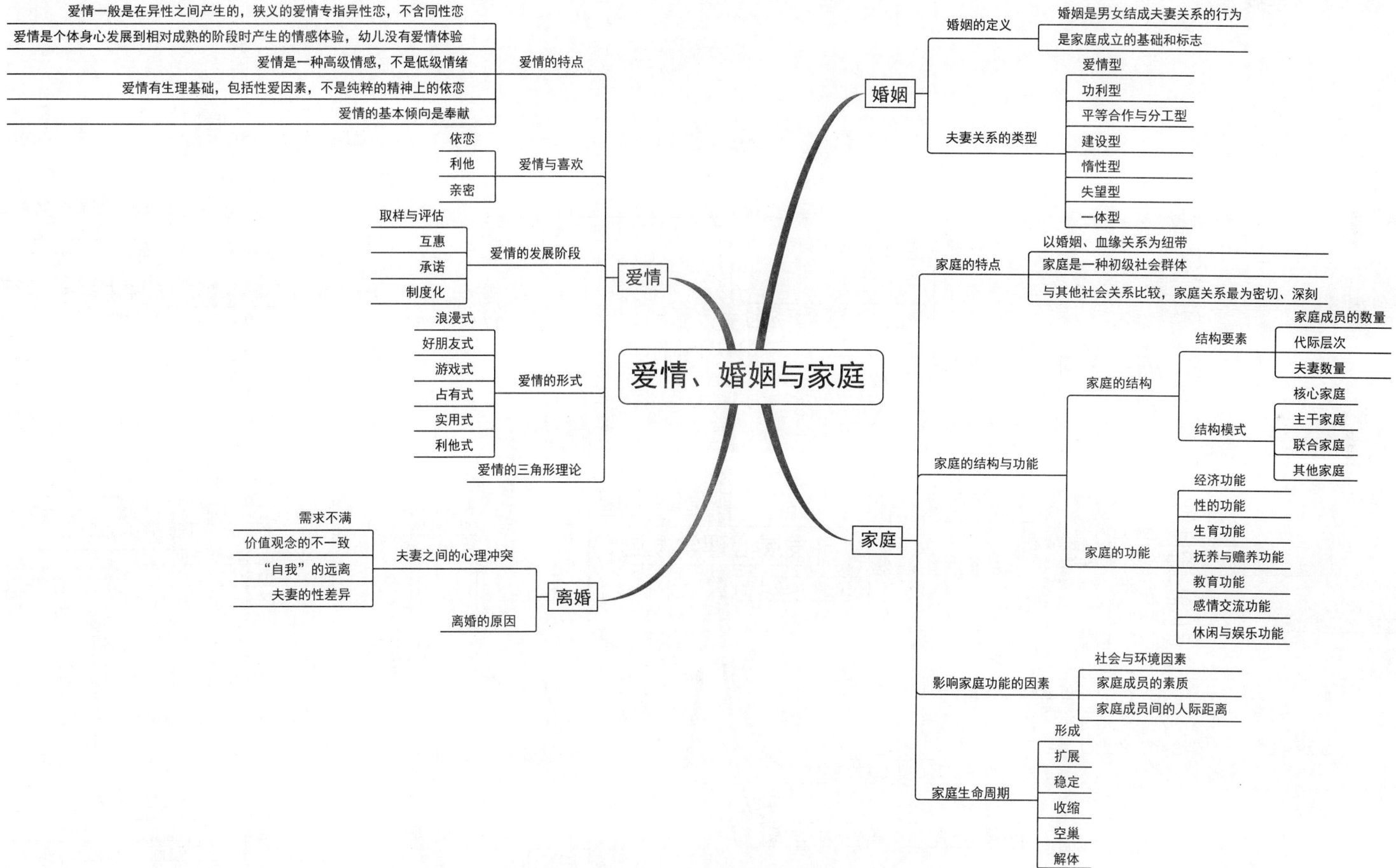

爱情、婚姻与家庭

爱情

爱情的特点
- 爱情一般是在异性之间产生的，狭义的爱情专指异性恋，不含同性恋
- 爱情是个体身心发展到相对成熟的阶段时产生的情感体验，幼儿没有爱情体验
- 爱情是一种高级情感，不是低级情绪
- 爱情有生理基础，包括性爱因素，不是纯粹的精神上的依恋
- 爱情的基本倾向是奉献

爱情与喜欢
- 依恋
- 利他
- 亲密

爱情的发展阶段
- 取样与评估
- 互惠
- 承诺
- 制度化

爱情的形式
- 浪漫式
- 好朋友式
- 游戏式
- 占有式
- 实用式
- 利他式

爱情的三角形理论

婚姻

婚姻的定义
- 婚姻是男女结成夫妻关系的行为
- 是家庭成立的基础和标志

夫妻关系的类型
- 爱情型
- 功利型
- 平等合作与分工型
- 建设型
- 惰性型
- 失望型
- 一体型

离婚

夫妻之间的心理冲突
- 需求不满
- 价值观念的不一致
- "自我"的远离
- 夫妻的性差异

离婚的原因

家庭

家庭的特点
- 以婚姻、血缘关系为纽带
- 家庭是一种初级社会群体
- 与其他社会关系比较，家庭关系最为密切、深刻

家庭的结构与功能

家庭的结构
- 结构要素
  - 家庭成员的数量
  - 代际层次
  - 夫妻数量
- 结构模式
  - 核心家庭
  - 主干家庭
  - 联合家庭
  - 其他家庭

家庭的功能
- 经济功能
- 性的功能
- 生育功能
- 抚养与赡养功能
- 教育功能
- 感情交流功能
- 休闲与娱乐功能

影响家庭功能的因素
- 社会与环境因素
- 家庭成员的素质
- 家庭成员间的人际距离

家庭生命周期
- 形成
- 扩展
- 稳定
- 收缩
- 空巢
- 解体

第三章　发展心理学知识

第一节　发展心理学概述

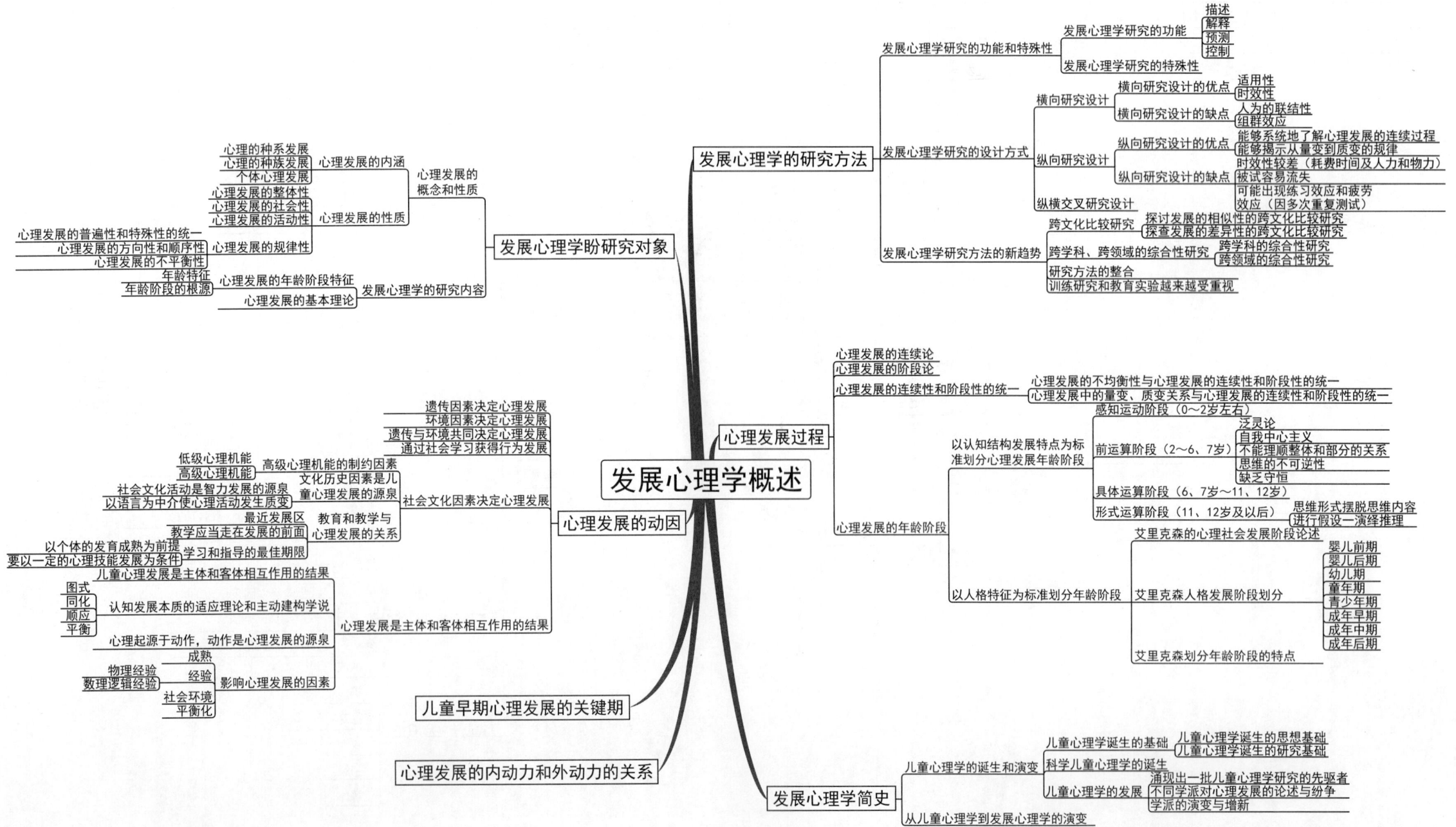

中心主题：**发展心理学概述**

发展心理学盼研究对象

- 心理发展的概念和性质
  - 心理发展的内涵
    - 心理的种系发展
    - 心理的种族发展
    - 个体心理发展
  - 心理发展的性质
    - 心理发展的整体性
    - 心理发展的社会性
    - 心理发展的活动性
- 心理发展的规律性
  - 心理发展的普遍性和特殊性的统一
  - 心理发展的方向性和顺序性
  - 心理发展的不平衡性
- 心理发展的年龄阶段特征
  - 年龄特征
  - 年龄阶段的根源
- 发展心理学的研究内容
  - 心理发展的基本理论

发展心理学的研究方法

- 发展心理学研究的功能和特殊性
  - 发展心理学研究的功能
    - 描述
    - 解释
    - 预测
    - 控制
  - 发展心理学研究的特殊性
- 发展心理学研究的设计方式
  - 横向研究设计
    - 横向研究设计的优点
      - 适用性
      - 时效性
    - 横向研究设计的缺点
      - 人为的联结性
      - 组群效应
  - 纵向研究设计
    - 纵向研究设计的优点
      - 能够系统地了解心理发展的连续过程
      - 能够揭示从量变到质变的规律
    - 纵向研究设计的缺点
      - 时效性较差（耗费时间及人力和物力）
      - 被试容易流失
      - 可能出现练习效应和疲劳效应（因多次重复测试）
  - 纵横交叉研究设计
  - 跨文化比较研究
    - 探讨发展的相似性的跨文化比较研究
    - 探查发展的差异性的跨文化比较研究
- 发展心理学研究方法的新趋势
  - 跨学科、跨领域的综合性研究
    - 跨学科的综合性研究
    - 跨领域的综合性研究
  - 研究方法的整合
  - 训练研究和教育实验越来越受重视

心理发展过程

- 心理发展的连续论
- 心理发展的阶段论
- 心理发展的连续性和阶段性的统一
  - 心理发展的不均衡性与心理发展的连续性和阶段性的统一
  - 心理发展中的量变、质变关系与心理发展的连续性和阶段性的统一
- 心理发展的年龄阶段
  - 以认知结构发展特点为标准划分心理发展年龄阶段
    - 感知运动阶段（0~2岁左右）
    - 前运算阶段（2~6、7岁）
      - 泛灵论
      - 自我中心主义
      - 不能理顺整体和部分的关系
      - 思维的不可逆性
      - 缺乏守恒
    - 具体运算阶段（6、7岁~11、12岁）
    - 形式运算阶段（11、12岁及以后）
      - 思维形式摆脱思维内容
      - 进行假设—演绎推理
  - 以人格特征为标准划分年龄阶段
    - 艾里克森的心理社会发展阶段论述
    - 艾里克森人格发展阶段划分
      - 婴儿前期
      - 婴儿后期
      - 幼儿期
      - 童年期
      - 青少年期
      - 成年早期
      - 成年中期
      - 成年后期
    - 艾里克森划分年龄阶段的特点

心理发展的动因

- 遗传因素决定心理发展
- 环境因素决定心理发展
- 遗传与环境共同决定心理发展
- 通过社会学习获得行为发展
- 社会文化因素决定心理发展
  - 低级心理机能
  - 高级心理机能
  - 高级心理机能的制约因素
  - 文化历史因素是儿童心理发展的源泉
  - 社会文化活动是智力发展的源泉
  - 以语言为中介使心理活动发生质变
  - 最近发展区
  - 教育和教学与心理发展的关系
    - 教学应当走在发展的前面
    - 学习和指导的最佳期限
    - 以个体的发育成熟为前提
    - 要以一定的心理技能发展为条件
- 儿童心理发展是主体和客体相互作用的结果
  - 认知发展本质的适应理论和主动建构学说
    - 图式
    - 同化
    - 顺应
    - 平衡
  - 心理起源于动作，动作是心理发展的源泉
- 心理发展是主体和客体相互作用的结果
  - 影响心理发展的因素
    - 成熟
    - 经验
      - 物理经验
      - 数理逻辑经验
    - 社会环境
    - 平衡化

儿童早期心理发展的关键期

心理发展的内动力和外动力的关系

发展心理学简史

- 儿童心理学的诞生和演变
  - 儿童心理学诞生的基础
    - 儿童心理学诞生的思想基础
    - 儿童心理学诞生的研究基础
  - 科学儿童心理学的诞生
- 儿童心理学的发展
  - 涌现出一批儿童心理学研究的先驱者
  - 不同学派对心理发展的论述与纷争
  - 学派的演变与增新
- 从儿童心理学到发展心理学的演变

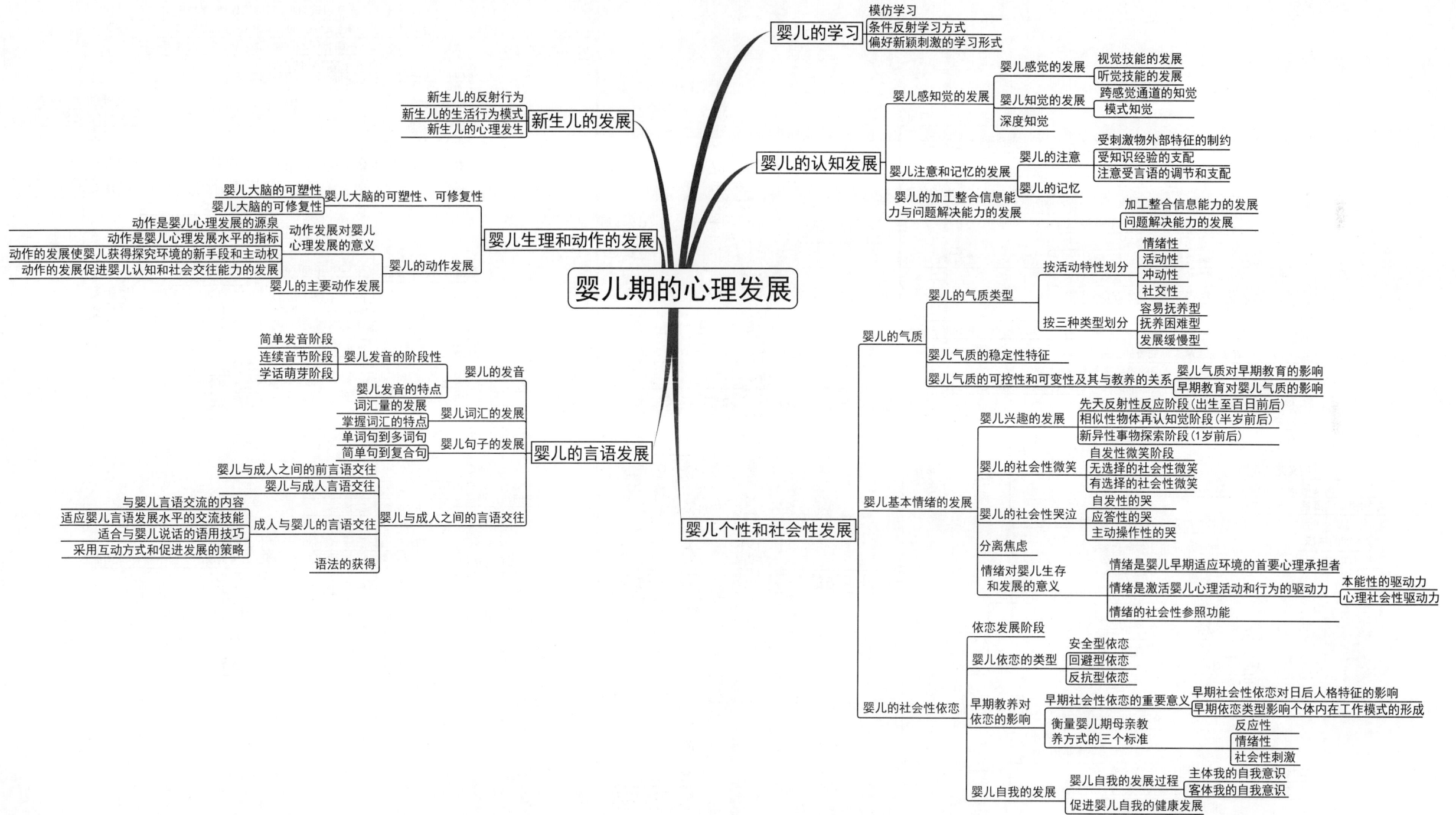

婴儿的学习
- 模仿学习
- 条件反射学习方式
- 偏好新颖刺激的学习形式

新生儿的发展
- 新生儿的反射行为
- 新生儿的生活行为模式
- 新生儿的心理发生

婴儿的认知发展
- 婴儿感知觉的发展
  - 婴儿感觉的发展
    - 视觉技能的发展
    - 听觉技能的发展
  - 婴儿知觉的发展
    - 跨感觉通道的知觉
    - 模式知觉
  - 深度知觉
- 婴儿注意和记忆的发展
  - 婴儿的注意
    - 受刺激物外部特征的制约
    - 受知识经验的支配
    - 注意受言语的调节和支配
  - 婴儿的记忆
- 婴儿的加工整合信息能力与问题解决能力的发展
  - 加工整合信息能力的发展
  - 问题解决能力的发展

婴儿生理和动作的发展
- 婴儿大脑的可塑性、可修复性
  - 婴儿大脑的可塑性
  - 婴儿大脑的可修复性
- 动作发展对婴儿心理发展的意义
  - 动作是婴儿心理发展的源泉
  - 动作是婴儿心理发展水平的指标
  - 动作的发展使婴儿获得探究环境的新手段和主动权
  - 动作的发展促进婴儿认知和社会交往能力的发展
- 婴儿的动作发展
  - 婴儿的主要动作发展

婴儿期的心理发展

婴儿的言语发展
- 婴儿的发音
  - 婴儿发音的阶段性
    - 简单发音阶段
    - 连续音节阶段
    - 学话萌芽阶段
  - 婴儿发音的特点
- 婴儿词汇的发展
  - 词汇量的发展
  - 掌握词汇的特点
- 婴儿句子的发展
  - 单词句到多词句
  - 简单句到复合句
- 婴儿与成人之间的言语交往
  - 婴儿与成人言语交往
    - 婴儿与成人之间的前言语交往
  - 成人与婴儿的言语交往
    - 与婴儿言语交流的内容
    - 适应婴儿言语发展水平的交流技能
    - 适合与婴儿说话的语用技巧
    - 采用互动方式和促进发展的策略
  - 语法的获得

婴儿个性和社会性发展
- 婴儿的气质
  - 婴儿的气质类型
    - 按活动特性划分
      - 情绪性
      - 活动性
      - 冲动性
      - 社交性
    - 按三种类型划分
      - 容易抚养型
      - 抚养困难型
      - 发展缓慢型
  - 婴儿气质的稳定性特征
  - 婴儿气质的可控性和可变性及其与教养的关系
    - 婴儿气质对早期教育的影响
    - 早期教育对婴儿气质的影响
- 婴儿基本情绪的发展
  - 婴儿兴趣的发展
    - 先天反射性反应阶段(出生至百日前后)
    - 相似性物体再认知觉阶段(半岁前后)
    - 新异性事物探索阶段(1岁前后)
  - 婴儿的社会性微笑
    - 自发性微笑阶段
    - 无选择的社会性微笑
    - 有选择的社会性微笑
  - 婴儿的社会性哭泣
    - 自发性的哭
    - 应答性的哭
    - 主动操作性的哭
  - 分离焦虑
  - 情绪对婴儿生存和发展的意义
    - 情绪是婴儿早期适应环境的首要心理承担者
    - 情绪是激活婴儿心理活动和行为的驱动力
      - 本能性的驱动力
      - 心理社会性驱动力
    - 情绪的社会性参照功能
- 婴儿的社会性依恋
  - 依恋发展阶段
  - 婴儿依恋的类型
    - 安全型依恋
    - 回避型依恋
    - 反抗型依恋
  - 早期教养对依恋的影响
    - 早期社会性依恋的重要意义
      - 早期社会性依恋对日后人格特征的影响
      - 早期依恋类型影响个体内在工作模式的形成
    - 衡量婴儿期母亲教养方式的三个标准
      - 反应性
      - 情绪性
      - 社会性刺激
- 婴儿自我的发展
  - 婴儿自我的发展过程
    - 主体我的自我意识
    - 客体我的自我意识
  - 促进婴儿自我的健康发展

第三节　幼儿期的心理发展

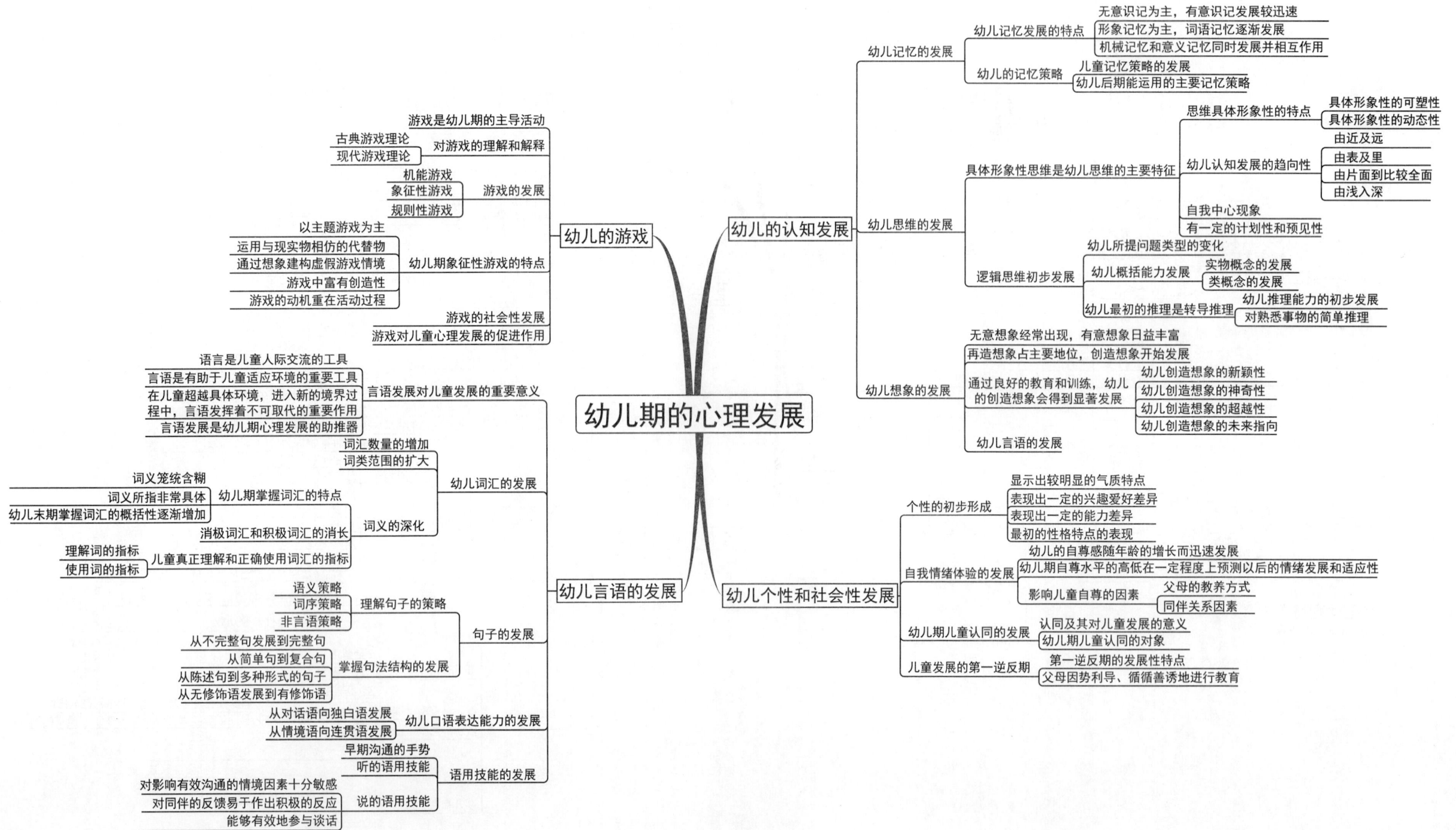

幼儿期的心理发展

幼儿的认知发展

- 幼儿记忆的发展
  - 幼儿记忆发展的特点
    - 无意识记为主，有意识记发展较迅速
    - 形象记忆为主，词语记忆逐渐发展
    - 机械记忆和意义记忆同时发展并相互作用
  - 幼儿的记忆策略
    - 儿童记忆策略的发展
    - 幼儿后期能运用的主要记忆策略

- 幼儿思维的发展
  - 具体形象性思维是幼儿思维的主要特征
    - 思维具体形象性的特点
      - 具体形象性的可塑性
      - 具体形象性的动态性
    - 幼儿认知发展的趋向性
      - 由近及远
      - 由表及里
      - 由片面到比较全面
      - 由浅入深
    - 自我中心现象
    - 有一定的计划性和预见性
  - 逻辑思维初步发展
    - 幼儿所提问题类型的变化
    - 幼儿概括能力发展
      - 实物概念的发展
      - 类概念的发展
    - 幼儿最初的推理是转导推理
      - 幼儿推理能力的初步发展
      - 对熟悉事物的简单推理

- 幼儿想象的发展
  - 无意想象经常出现，有意想象日益丰富
  - 再造想象占主要地位，创造想象开始发展
  - 通过良好的教育和训练，幼儿的创造想象会得到显著发展
    - 幼儿创造想象的新颖性
    - 幼儿创造想象的神奇性
    - 幼儿创造想象的超越性
    - 幼儿创造想象的未来指向
  - 幼儿言语的发展

幼儿的游戏

- 对游戏的理解和解释
  - 游戏是幼儿期的主导活动
  - 古典游戏理论
  - 现代游戏理论
- 游戏的发展
  - 机能游戏
  - 象征性游戏
  - 规则性游戏
- 幼儿期象征性游戏的特点
  - 以主题游戏为主
  - 运用与现实相仿的代替物
  - 通过想象建构虚假游戏情境
  - 游戏中富有创造性
  - 游戏的动机重在活动过程
- 游戏的社会性发展
- 游戏对儿童心理发展的促进作用

幼儿言语的发展

- 言语发展对儿童发展的重要意义
  - 语言是儿童人际交流的工具
  - 言语是有助于儿童适应环境的重要工具
  - 在儿童超越具体环境，进入新的境界过程中，言语发挥着不可取代的重要作用
  - 言语发展是幼儿期心理发展的助推器
- 幼儿词汇的发展
  - 幼儿期掌握词汇的特点
    - 词汇数量的增加
    - 词类范围的扩大
    - 词义笼统含糊
    - 词义所指非常具体
    - 幼儿末期掌握词汇的概括性逐渐增加
  - 词义的深化
    - 消极词汇和积极词汇的消长
  - 儿童真正理解和正确使用词汇的指标
    - 理解词的指标
    - 使用词的指标
- 句子的发展
  - 理解句子的策略
    - 语义策略
    - 词序策略
    - 非言语策略
  - 掌握句法结构的发展
    - 从不完整句发展到完整句
    - 从简单句到复合句
    - 从陈述句到多种形式的句子
    - 从无修饰语发展到有修饰语
- 幼儿口语表达能力的发展
  - 从对话语向独白语发展
  - 从情境语向连贯语发展
- 语用技能的发展
  - 听的语用技能
    - 早期沟通的手势
  - 说的语用技能
    - 对影响有效沟通的情境因素十分敏感
    - 对同伴的反馈易于作出积极的反应
    - 能够有效地参与谈话

幼儿个性和社会性发展

- 个性的初步形成
  - 显示出较明显的气质特点
  - 表现出一定的兴趣爱好差异
  - 表现出一定的能力差异
  - 最初的性格特点的表现
- 自我情绪体验的发展
  - 幼儿的自尊感随年龄的增长而迅速发展
  - 幼儿期自尊水平的高低在一定程度上预测以后的情绪发展和适应性
  - 影响儿童自尊的因素
    - 父母的教养方式
    - 同伴关系因素
- 幼儿期儿童认同的发展
  - 认同及其对儿童发展的意义
  - 幼儿期儿童认同的对象
- 儿童发展的第一逆反期
  - 第一逆反期的发展性特点
  - 父母因势利导、循循善诱地进行教育

童年期的心理发展

童年期个性和社会性发展

自我意识的发展
- 自我评价能力的特点
- 自我控制能力
  - 自我控制能力的发展
  - 影响儿童自我控制能力的因素
    - 认知和策略
    - 榜样的作用
    - 家庭教育对儿童自我控制能力的影响

道德发展
- 道德情感的发展
- 道德认知的发展
- 道德行为的发展
  - 亲社会行为
  - 攻击行为

童年期的同伴交往
- 童年期同伴交往的重要意义
  - 同伴交往是童年期集体归宿感的心理需求
  - 同伴交往促进儿童的社会认知和社会交往技能的发展
  - 同伴交往有利于儿童自我概念的发展
  - 同伴交往增进良好个性品质和社会责任感
- 同伴交往中儿童的人气特点
  - 受欢迎的儿童
  - 不受欢迎的儿童
  - 受忽视的儿童

友谊的发展
- 友谊对童年期儿童的重要性
- 儿童对友谊认识的发展
- 影响选择朋友的因素

家庭人际关系对童年期儿童心理发展的影响
- 亲子关系的发展变化
- 童年期亲子关系的特点
- 家长的素质决定亲子关系的质量

儿童人际交往的发展变化趋势

童年期的学习
- 学习是小学儿童的主导活动
- 教和学是师生双向互动的过程
- 小学儿童的学习逐渐转向以掌握间接经验为主
- "学会学习"是小学生最基本的学习任务
- 学习促进小学儿童心理积极发展

童年期的认知发展

记忆的发展
- 复诵策略
- 组织策略
- 系统化策略
- 巧妙加工策略

童年期思维的发展

童年期儿童思维的基本特征
- 童年期思维的本质特征
- 从具体形象思维向抽象逻辑思维过渡
- 思维类型变化的转折年龄

思维形式的发展
- 概括能力的发展
  - 直观形象水平
  - 形象抽象水平
  - 初步本质抽象水平
- 词语概念的发展
  - 第一类为不能理解实验要求
  - 第二类属功用性和具体形象特征描述
  - 第三类包括接近本质定义和本质定义
- 推理能力的发展
  - 演绎推理能力的发展
  - 归纳推理能力的发展
  - 类比推理能力的发展

新的思维结构形成
- 掌握守恒
  - 形成守恒概念的推理方式
- 自我中心表现和脱自我中心化

第五节　青春发育期的心理发展

青春发育期的心理发展

少年期的认知发展

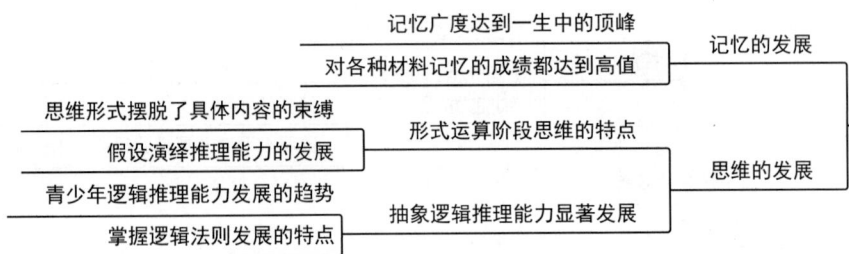

记忆的发展
- 记忆广度达到一生中的顶峰
- 对各种材料记忆的成绩都达到高值

思维的发展
- 形式运算阶段思维的特点
  - 思维形式摆脱了具体内容的束缚
  - 假设演绎推理能力的发展
- 抽象逻辑推理能力显著发展
  - 青少年逻辑推理能力发展的趋势
  - 掌握逻辑法则发展的特点

少年期的个性和社会性的发展

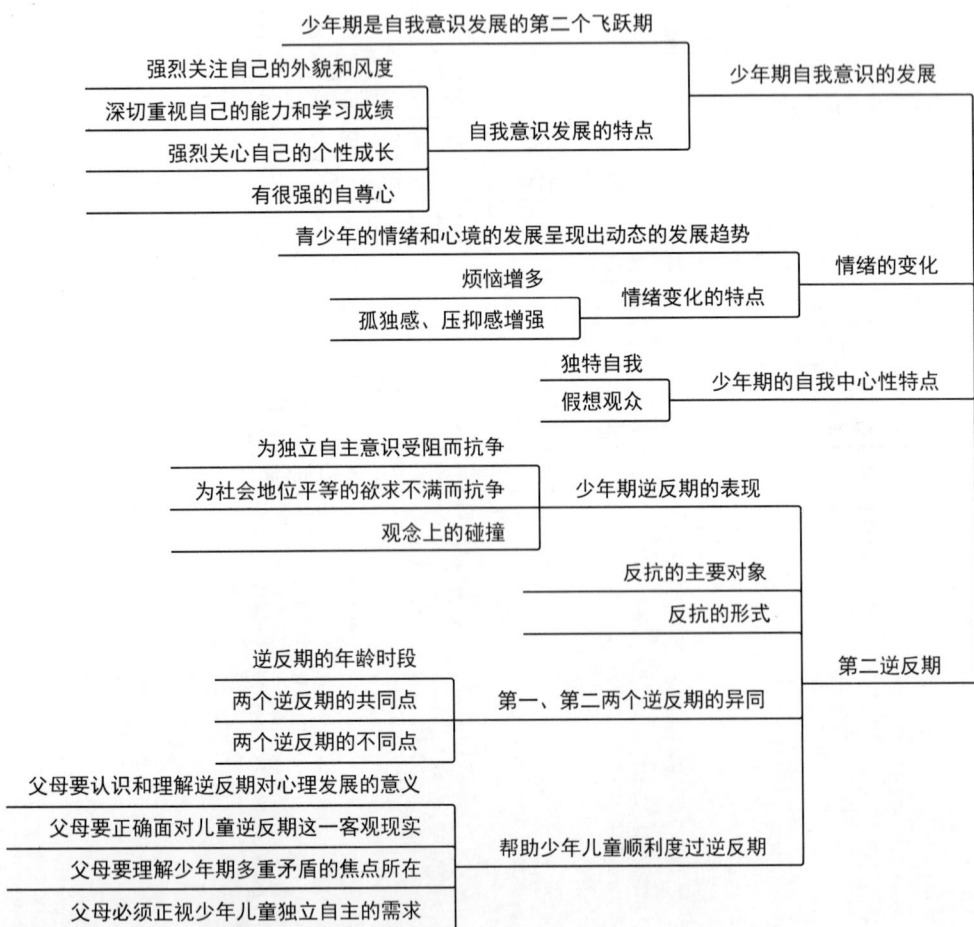

少年期自我意识的发展
- 少年期是自我意识发展的第二个飞跃期
- 自我意识发展的特点
  - 强烈关注自己的外貌和风度
  - 深切重视自己的能力和学习成绩
  - 强烈关心自己的个性成长
  - 有很强的自尊心

情绪的变化
- 青少年的情绪和心境的发展呈现出动态的发展趋势
- 情绪变化的特点
  - 烦恼增多
  - 孤独感、压抑感增强

少年期的自我中心性特点
- 独特自我
- 假想观众

第二逆反期
- 少年期逆反期的表现
  - 为独立自主意识受阻而抗争
  - 为社会地位平等的欲求不满而抗争
  - 观念上的碰撞
- 反抗的主要对象
- 反抗的形式
- 第一、第二两个逆反期的异同
  - 逆反期的年龄时段
  - 两个逆反期的共同点
  - 两个逆反期的不同点
- 帮助少年儿童顺利度过逆反期
  - 父母要认识和理解逆反期对心理发展的意义
  - 父母要正确面对儿童逆反期这一客观现实
  - 父母要理解少年期多重矛盾的焦点所在
  - 父母必须正视少年儿童独立自主的需求

少年期的生理发育加速

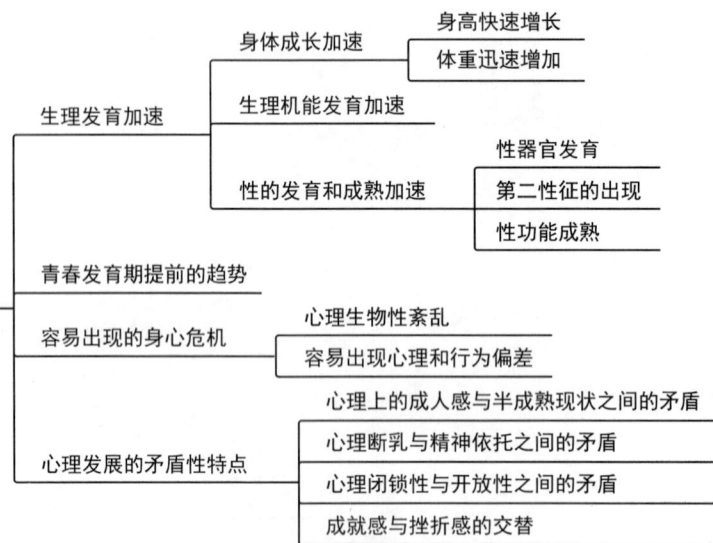

生理发育加速
- 身体成长加速
  - 身高快速增长
  - 体重迅速增加
- 生理机能发育加速
- 性的发育和成熟加速
  - 性器官发育
  - 第二性征的出现
  - 性功能成熟

青春发育期提前的趋势

容易出现的身心危机
- 心理生物性紊乱
- 容易出现心理和行为偏差

心理发展的矛盾性特点
- 心理上的成人感与半成熟现状之间的矛盾
- 心理断乳与精神依托之间的矛盾
- 心理闭锁性与开放性之间的矛盾
- 成就感与挫折感的交替

少年期面临的心理社会问题

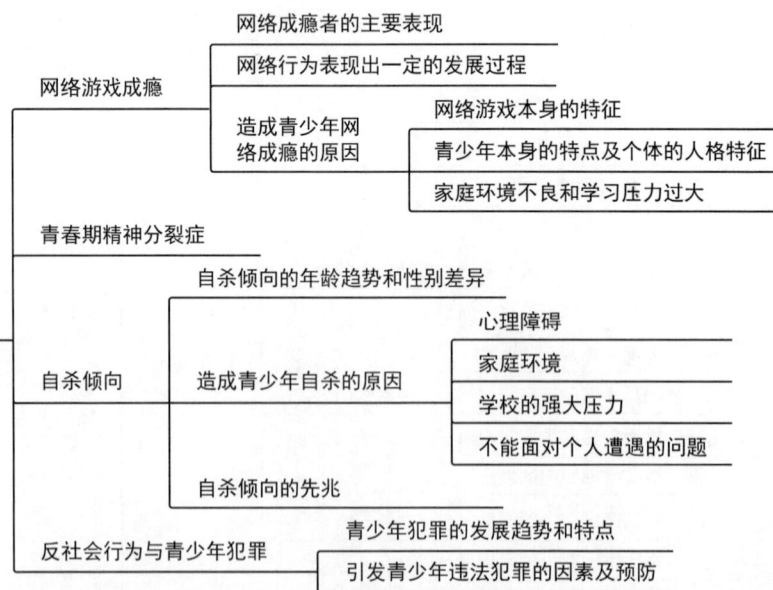

网络游戏成瘾
- 网络成瘾者的主要表现
- 网络行为表现出一定的发展过程
- 造成青少年网络成瘾的原因
  - 网络游戏本身的特征
  - 青少年本身的特点及个体的人格特征
  - 家庭环境不良和学习压力过大

青春期精神分裂症

自杀倾向
- 自杀倾向的年龄趋势和性别差异
- 造成青少年自杀的原因
  - 心理障碍
  - 家庭环境
  - 学校的强大压力
  - 不能面对个人遭遇的问题
- 自杀倾向的先兆

反社会行为与青少年犯罪
- 青少年犯罪的发展趋势和特点
- 引发青少年违法犯罪的因素及预防

青年期的心理发展

青年期的一般特征
- 生理发育和心理发展达到成熟水平
- 进入成人社会，承担社会义务
- 生活空间扩大
- 开始恋爱、结婚

青年期的思维发展

辩证逻辑思维的发展
- 青年思维发展的阶段性特征
  - 二元论阶段
  - 相对性阶段
  - 约定性阶段
- 青少年辩证逻辑思维的发展趋势
- 影响青少年辩证逻辑思维发展的因素

形式逻辑思维的发展水平
- 领会和掌握知识的广度、深刻性和系统性
- 形式逻辑思维
- 辩证逻辑思维
- 个体思维品质的独立性和批判性的发展

思维监控能力的发展

青年期的个性和社会性发展

自我概念的发展
- 自我概念的特点
  - 自我概念的抽象性日益增强
  - 自我概念更具组织性和整合性
  - 自我概念的结构更加分化
- 自我概念认识水平提高的主要途径
  - 自我探索是自我认识发展的内动力
  - 透过他人对自己的评价来认识自我
  - 通过对同龄人的认同感来认识自己

确认自我认同感是青年期的重要发展任务
- 艾里克森认为青年期自我同一感的确立是自我分化和整合统一的过程
  - 自我分化是把整体的我分化为"主体我"与"客体我"
  - 通过自我接纳和自我排斥达到自我认识的整合统一
  - 不能确立自我同一感
  - 解决自我同一感危机的方式
    - 同一性确立
    - 同一性延续
    - 同一性封闭
    - 同一性混乱（扩散）
- 同一性征候群
  - 同一性意识过剩
  - 选择的回避和麻痹状态
  - 与他人距离失调
  - 时间前景的扩散
  - 勤奋感的丧失
  - 否定的同一性选择
- 延缓偿付期

青年期的人生观和价值观
- 人生观和价值观
- 青年期是人生观、价值观的形成和稳定时期
- 影响人生观和价值观发展的因素
  - 人生观、价值观的形成和发展受个体成熟因素的制约
  - 受社会背景和文化条件的制约
  - 受家庭教育环境的制约
  - 个体的自我调节因素
  - 社会历史事件和个人遭遇的非规范事件的影响

道德认知——道德推理的发展

第七节　中年期的心理发展变化

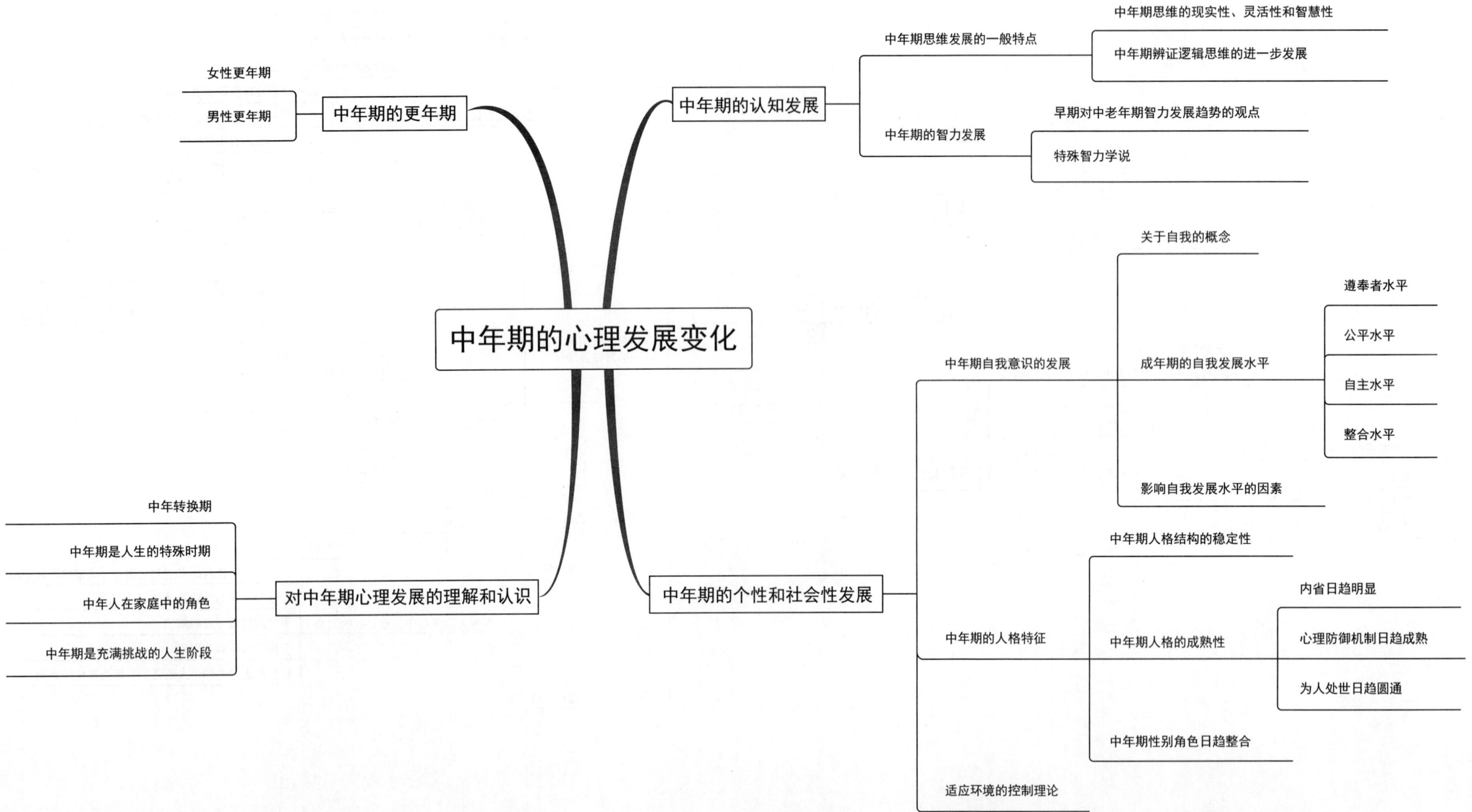

中年期的心理发展变化

- 中年期的更年期
  - 女性更年期
  - 男性更年期

- 中年期的认知发展
  - 中年期思维发展的一般特点
    - 中年期思维的现实性、灵活性和智慧性
    - 中年期辨证逻辑思维的进一步发展
  - 中年期的智力发展
    - 早期对中老年期智力发展趋势的观点
    - 特殊智力学说

- 对中年期心理发展的理解和认识
  - 中年转换期
  - 中年期是人生的特殊时期
  - 中年人在家庭中的角色
  - 中年期是充满挑战的人生阶段

- 中年期的个性和社会性发展
  - 中年期自我意识的发展
    - 关于自我的概念
    - 成年期的自我发展水平
      - 遵奉者水平
      - 公平水平
      - 自主水平
      - 整合水平
    - 影响自我发展水平的因素
  - 中年期的人格特征
    - 中年期人格结构的稳定性
    - 中年期人格的成熟性
      - 内省日趋明显
      - 心理防御机制日趋成熟
      - 为人处世日趋圆通
    - 中年期性别角色日趋整合
  - 适应环境的控制理论

老年期的心理发展变化

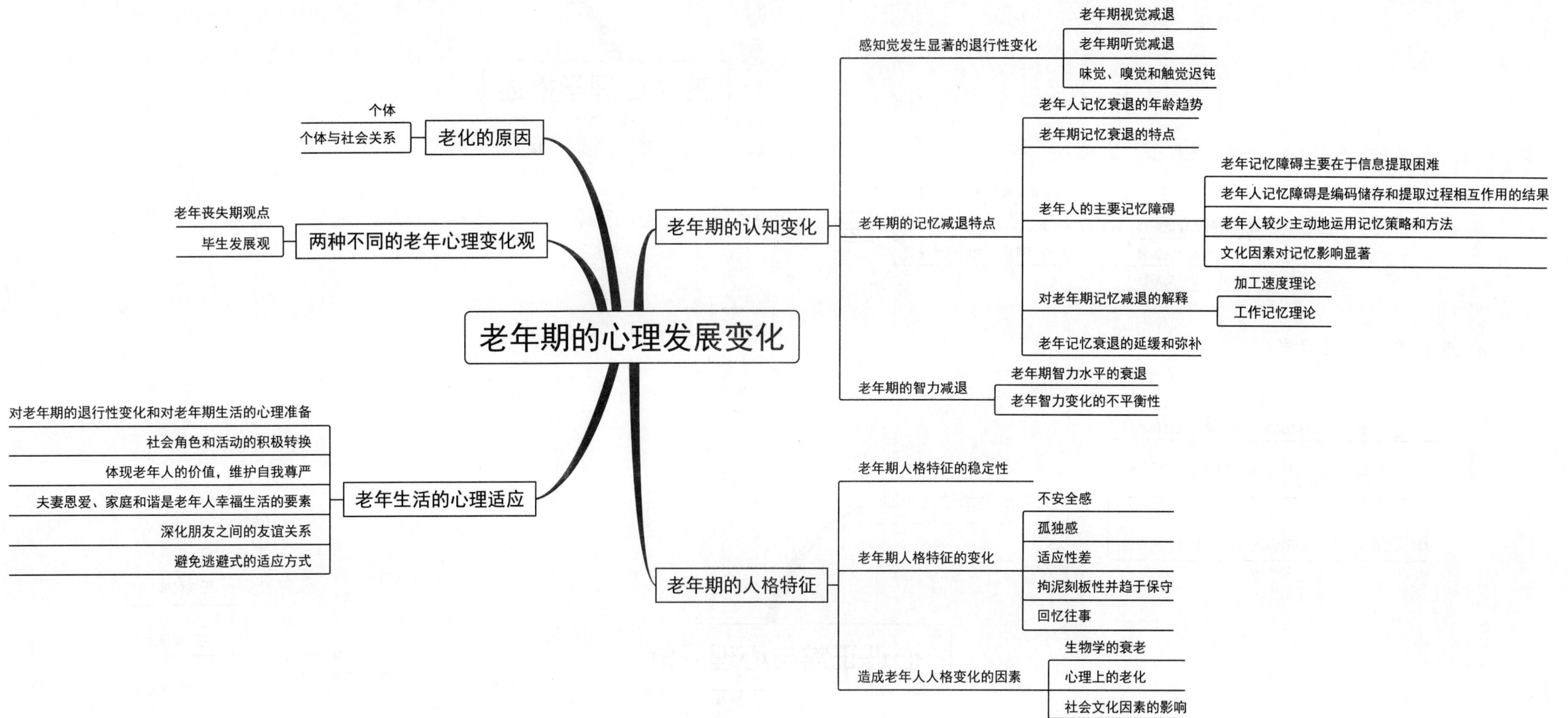

老化的原因
- 个体
- 个体与社会关系

两种不同的老年心理变化观
- 老年丧失期观点
- 毕生发展观

老年生活的心理适应
- 对老年期的退行性变化和对老年期生活的心理准备
- 社会角色和活动的积极转换
- 体现老年人的价值，维护自我尊严
- 夫妻恩爱、家庭和谐是老年人幸福生活的要素
- 深化朋友之间的友谊关系
- 避免逃避式的适应方式

老年期的认知变化
- 感知觉发生显著的退行性变化
  - 老年期视觉减退
  - 老年期听觉减退
  - 味觉、嗅觉和触觉迟钝
- 老年期的记忆减退特点
  - 老年人记忆衰退的年龄趋势
  - 老年期记忆衰退的特点
  - 老年人的主要记忆障碍
    - 老年记忆障碍主要在于信息提取困难
    - 老年人记忆障碍是编码储存和提取过程相互作用的结果
    - 老年人较少主动地运用记忆策略和方法
    - 文化因素对记忆影响显著
  - 对老年期记忆减退的解释
    - 加工速度理论
    - 工作记忆理论
  - 老年记忆衰退的延缓和弥补
- 老年期的智力减退
  - 老年期智力水平的衰退
  - 老年智力变化的不平衡性

老年期的人格特征
- 老年期人格特征的稳定性
- 老年期人格特征的变化
  - 不安全感
  - 孤独感
  - 适应性差
  - 拘泥刻板性并趋于保守
  - 回忆往事
- 造成老年人人格变化的因素
  - 生物学的衰老
  - 心理上的老化
  - 社会文化因素的影响

第四章　变态心理学与健康心理学知识

第一节　变态心理学概述

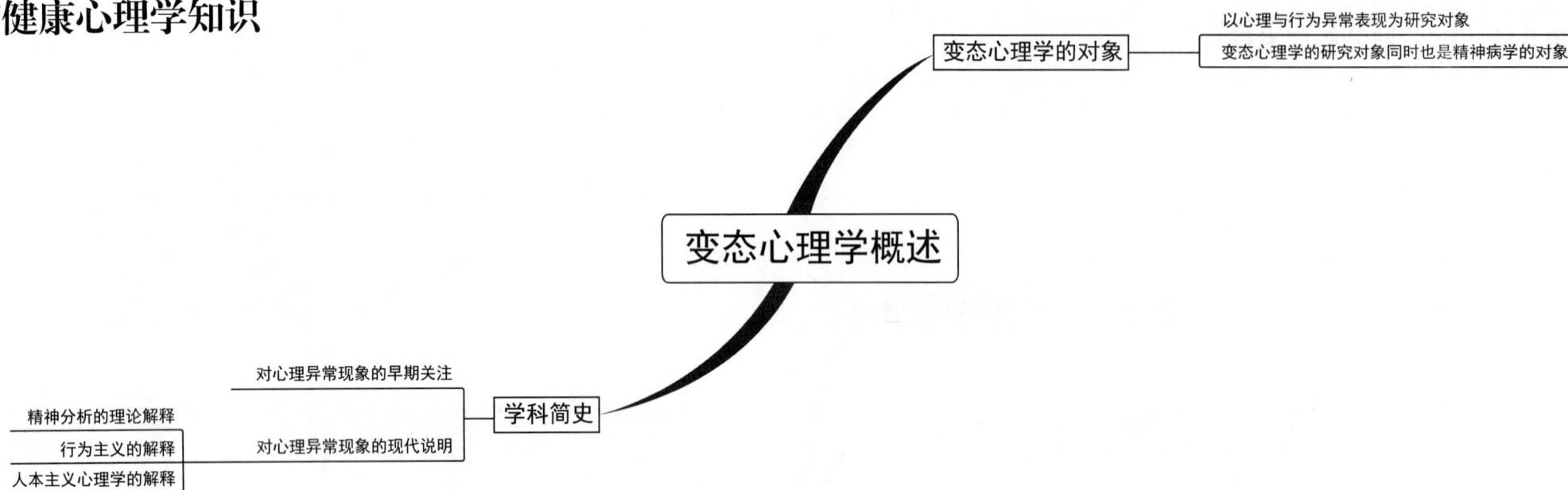

变态心理学的对象 ── 以心理与行为异常表现为研究对象
　　　　　　　　　└─ 变态心理学的研究对象同时也是精神病学的对象

变态心理学概述

学科简史 ── 对心理异常现象的早期关注
　　　　　└─ 对心理异常现象的现代说明 ── 精神分析的理论解释
　　　　　　　　　　　　　　　　　　　├─ 行为主义的解释
　　　　　　　　　　　　　　　　　　　└─ 人本主义心理学的解释

第二节　心理正常与心理异常

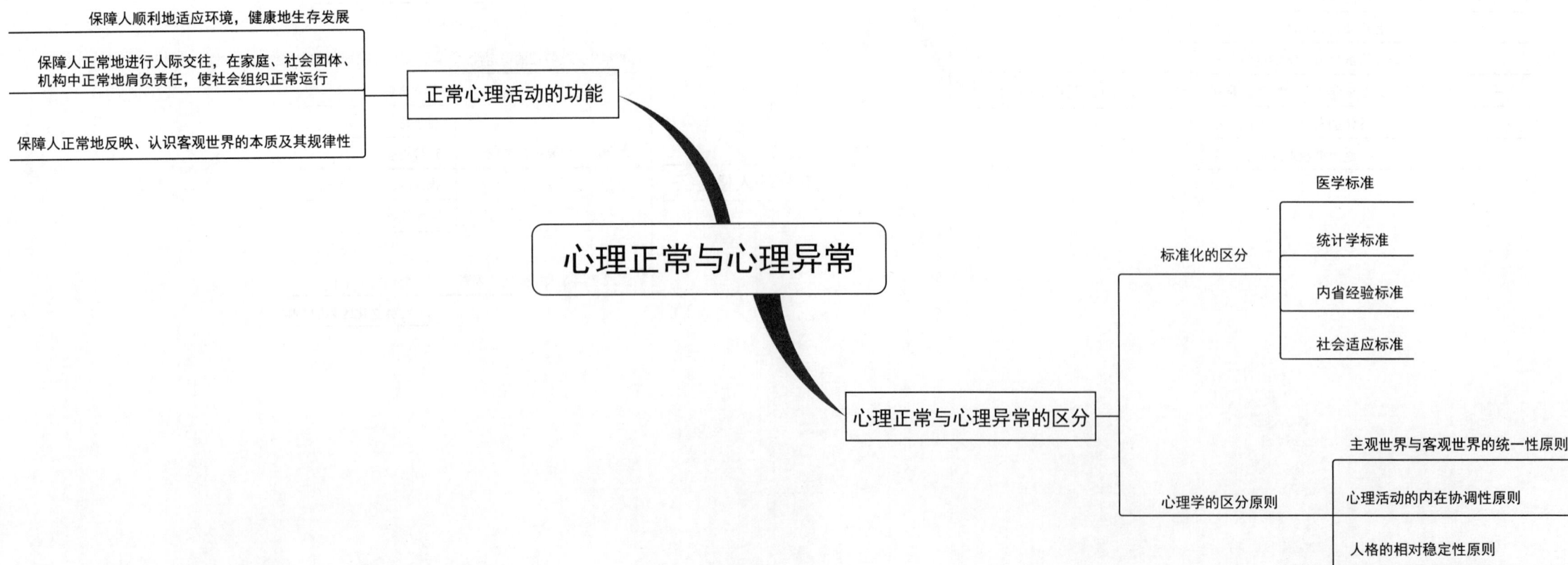

正常心理活动的功能 ── 保障人顺利地适应环境，健康地生存发展
　　　　　　　　　├─ 保障人正常地进行人际交往，在家庭、社会团体、机构中正常地肩负责任，使社会组织正常运行
　　　　　　　　　└─ 保障人正常地反映、认识客观世界的本质及其规律性

心理正常与心理异常

心理正常与心理异常的区分 ── 标准化的区分 ── 医学标准
　　　　　　　　　　　　　　　　　　　　　├─ 统计学标准
　　　　　　　　　　　　　　　　　　　　　├─ 内省经验标准
　　　　　　　　　　　　　　　　　　　　　└─ 社会适应标准
　　　　　　　　　　　　└─ 心理学的区分原则 ── 主观世界与客观世界的统一性原则
　　　　　　　　　　　　　　　　　　　　　├─ 心理活动的内在协调性原则
　　　　　　　　　　　　　　　　　　　　　└─ 人格的相对稳定性原则

常见心理异常的症状

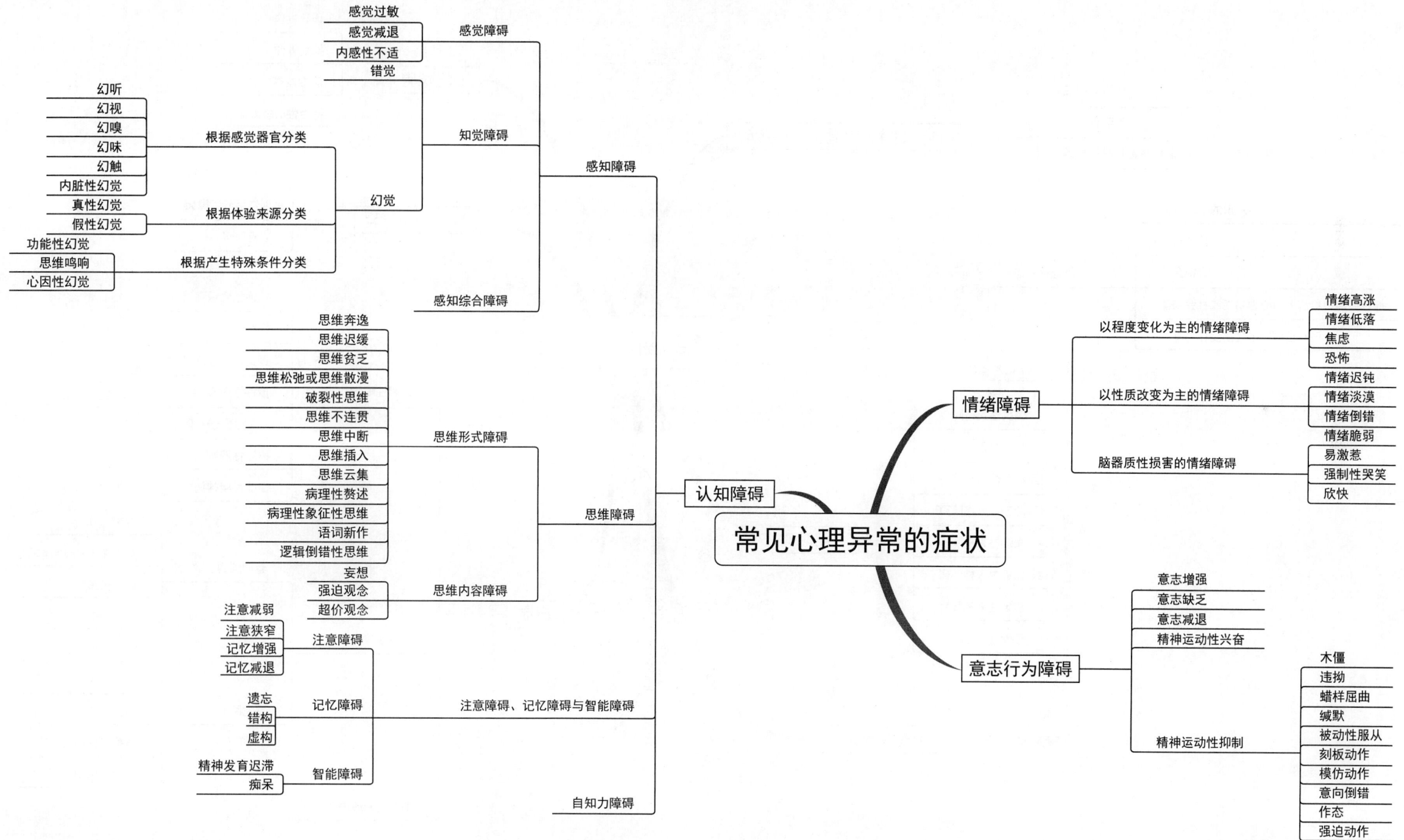

- 认知障碍
  - 感知障碍
    - 感觉障碍
      - 感觉过敏
      - 感觉减退
      - 内感性不适
    - 知觉障碍
      - 错觉
      - 幻觉
        - 根据感觉器官分类
          - 幻听
          - 幻视
          - 幻嗅
          - 幻味
          - 幻触
          - 内脏性幻觉
        - 根据体验来源分类
          - 真性幻觉
          - 假性幻觉
        - 根据产生特殊条件分类
          - 功能性幻觉
          - 思维鸣响
          - 心因性幻觉
    - 感知综合障碍
  - 思维障碍
    - 思维形式障碍
      - 思维奔逸
      - 思维迟缓
      - 思维贫乏
      - 思维松弛或思维散漫
      - 破裂性思维
      - 思维不连贯
      - 思维中断
      - 思维插入
      - 思维云集
      - 病理性赘述
      - 病理性象征性思维
      - 语词新作
      - 逻辑倒错性思维
    - 思维内容障碍
      - 妄想
      - 强迫观念
      - 超价观念
  - 注意障碍、记忆障碍与智能障碍
    - 注意障碍
      - 注意减弱
      - 注意狭窄
    - 记忆障碍
      - 记忆增强
      - 记忆减退
      - 遗忘
      - 错构
      - 虚构
    - 智能障碍
      - 精神发育迟滞
      - 痴呆
  - 自知力障碍
- 情绪障碍
  - 以程度变化为主的情绪障碍
    - 情绪高涨
    - 情绪低落
    - 焦虑
    - 恐怖
  - 以性质改变为主的情绪障碍
    - 情绪迟钝
    - 情绪淡漠
    - 情绪倒错
  - 脑器质性损害的情绪障碍
    - 情绪脆弱
    - 易激惹
    - 强制性哭笑
    - 欣快
- 意志行为障碍
  - 意志增强
  - 意志缺乏
  - 意志减退
  - 精神运动性兴奋
  - 精神运动性抑制
    - 木僵
    - 违拗
    - 蜡样屈曲
    - 缄默
    - 被动性服从
    - 刻板动作
    - 模仿动作
    - 意向倒错
    - 作态
    - 强迫动作

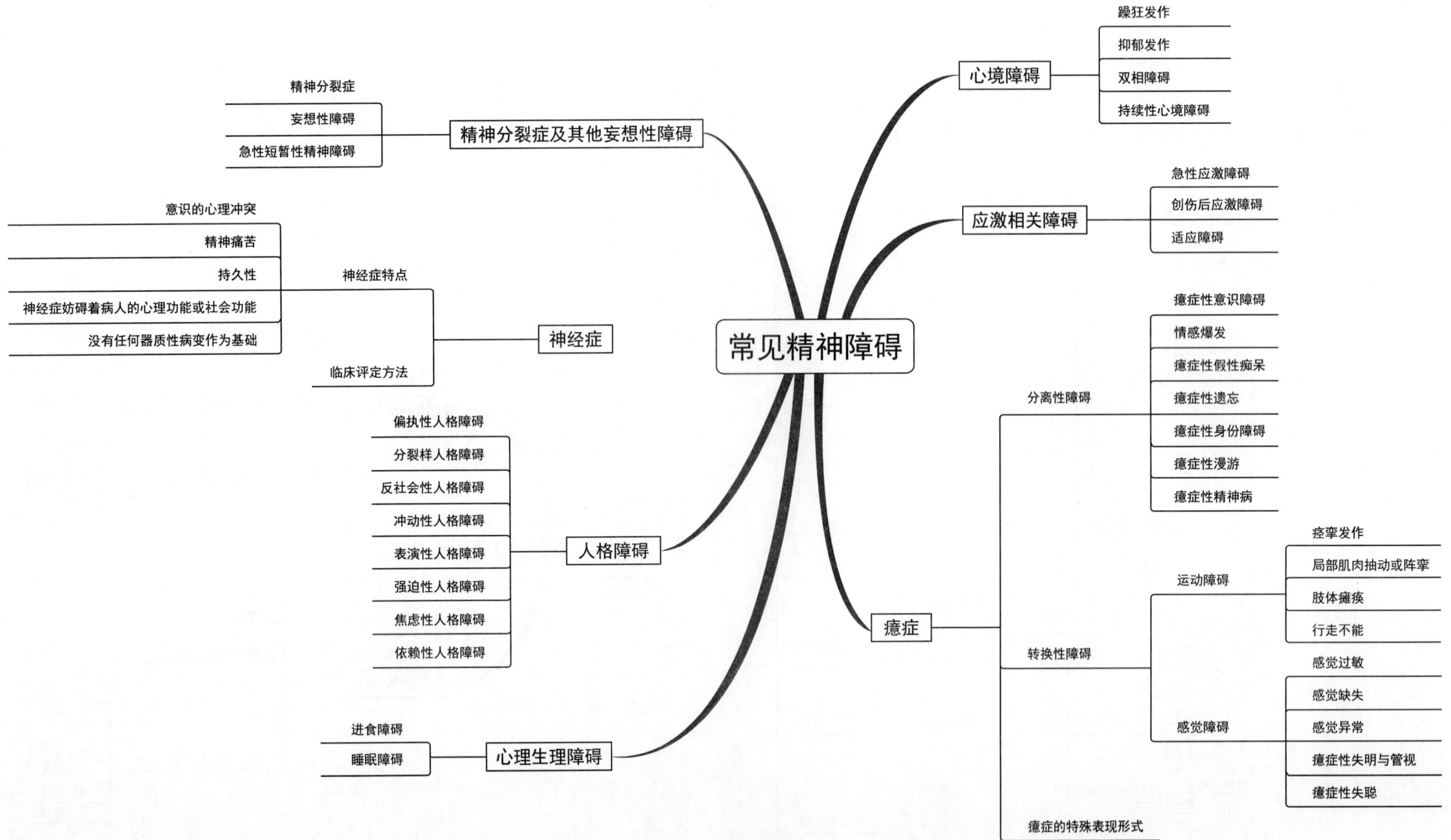

心境障碍
- 躁狂发作
- 抑郁发作
- 双相障碍
- 持续性心境障碍

精神分裂症及其他妄想性障碍
- 精神分裂症
- 妄想性障碍
- 急性短暂性精神障碍

应激相关障碍
- 急性应激障碍
- 创伤后应激障碍
- 适应障碍

神经症
- 神经症特点
  - 意识的心理冲突
  - 精神痛苦
  - 持久性
  - 神经症妨碍着病人的心理功能或社会功能
  - 没有任何器质性病变作为基础
- 临床评定方法

常见精神障碍

人格障碍
- 偏执性人格障碍
- 分裂样人格障碍
- 反社会性人格障碍
- 冲动性人格障碍
- 表演性人格障碍
- 强迫性人格障碍
- 焦虑性人格障碍
- 依赖性人格障碍

癔症
- 分离性障碍
  - 癔症性意识障碍
  - 情感爆发
  - 癔症性假性痴呆
  - 癔症性遗忘
  - 癔症性身份障碍
  - 癔症性漫游
  - 癔症性精神病
- 转换性障碍
  - 运动障碍
    - 痉挛发作
    - 局部肌肉抽动或阵挛
    - 肢体瘫痪
    - 行走不能
  - 感觉障碍
    - 感觉过敏
    - 感觉缺失
    - 感觉异常
    - 癔症性失明与管视
    - 癔症性失聪
- 癔症的特殊表现形式

心理生理障碍
- 进食障碍
- 睡眠障碍

身体、智力、情绪十分协调

适应环境，人际关系中彼此能谦让

有幸福感

第三届国际心理卫生
大会（1946）曾认定
心理健康的标志

在职业工作中，能充分发挥自己的能力，过着有效率的生活

心理形式协调、内容与现实一致和人格相对稳定的状态　定义

关于心理健康的定义

体验标准

操作标准

发展标准

评估心理健康的三标准

心理活动强度

心理活动耐受力

周期节律性

意识水平

暗示性

康复能力

心理自控力

自信心

社会交往

环境适应能力

心理健康水平的十标准

评估心理健康的标准

心理健康与心理不健康

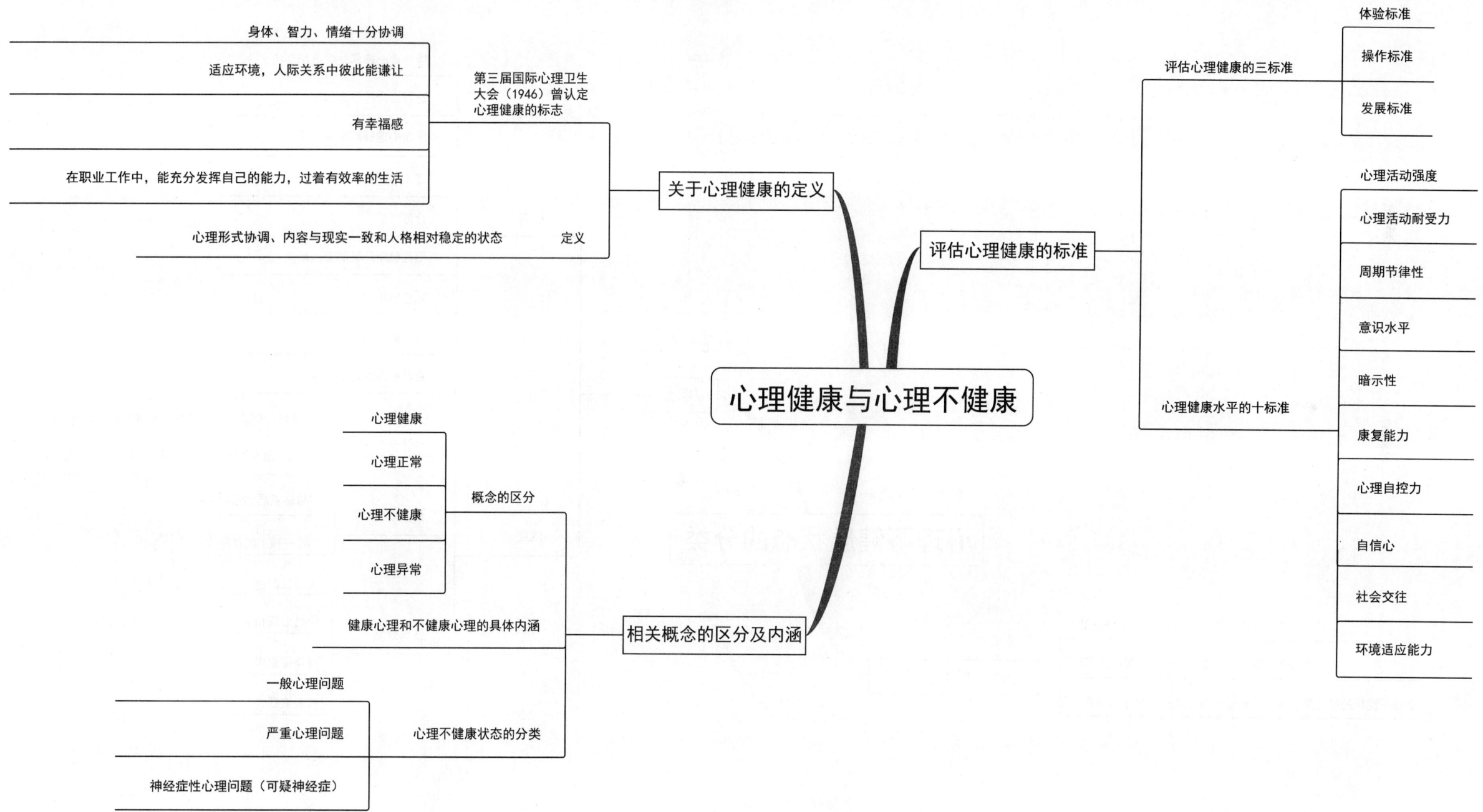

心理健康

心理正常

心理不健康

心理异常

概念的区分

健康心理和不健康心理的具体内涵

相关概念的区分及内涵

一般心理问题

严重心理问题

神经症性心理问题（可疑神经症）

心理不健康状态的分类

心理不健康状态的分类

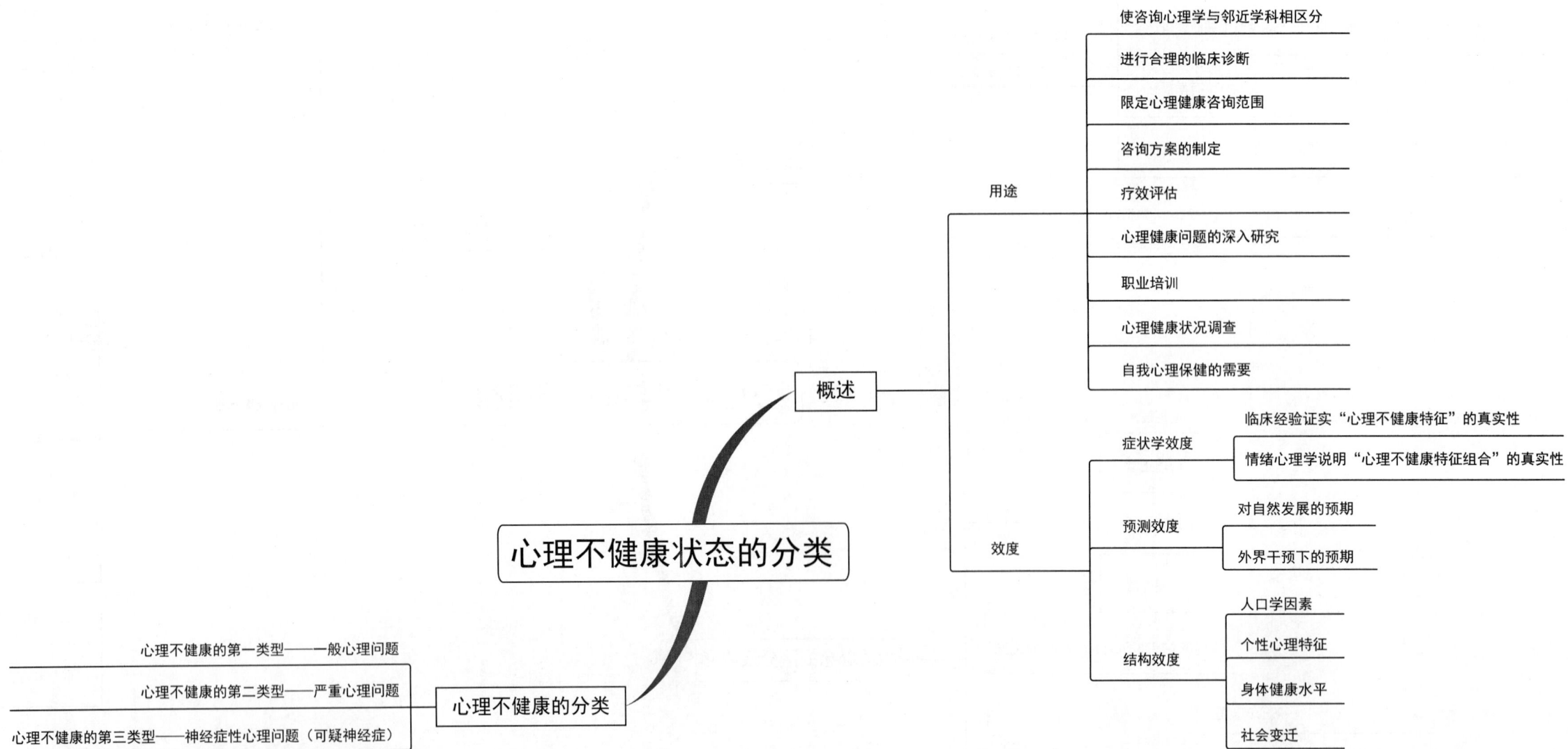

概述

用途
- 使咨询心理学与邻近学科相区分
- 进行合理的临床诊断
- 限定心理健康咨询范围
- 咨询方案的制定
- 疗效评估
- 心理健康问题的深入研究
- 职业培训
- 心理健康状况调查
- 自我心理保健的需要

效度

症状学效度
- 临床经验证实"心理不健康特征"的真实性
- 情绪心理学说明"心理不健康特征组合"的真实性

预测效度
- 对自然发展的预期
- 外界干预下的预期

结构效度
- 人口学因素
- 个性心理特征
- 身体健康水平
- 社会变迁

心理不健康的分类
- 心理不健康的第一类型——一般心理问题
- 心理不健康的第二类型——严重心理问题
- 心理不健康的第三类型——神经症性心理问题（可疑神经症）

第七节 关于健康心理学

关于健康心理学

- 概述
  - 健康心理学是心理学借助“现代医学模式”，主动介入医学领域的结果
  - 健康心理学是“保健、诊病、防病和治病的心理学”
- 常见的躯体疾病患者的心理问题
  - 躯体疾病患者的一般心理特点
    - 对客观世界和自身价值的态度发生改变
    - 把注意力从外界转移到自身的体验和感觉上
    - 情绪低落
    - 时间感觉发生变化
    - 精神偏离日常状态
  - 心理学对躯体疾病治疗的意义

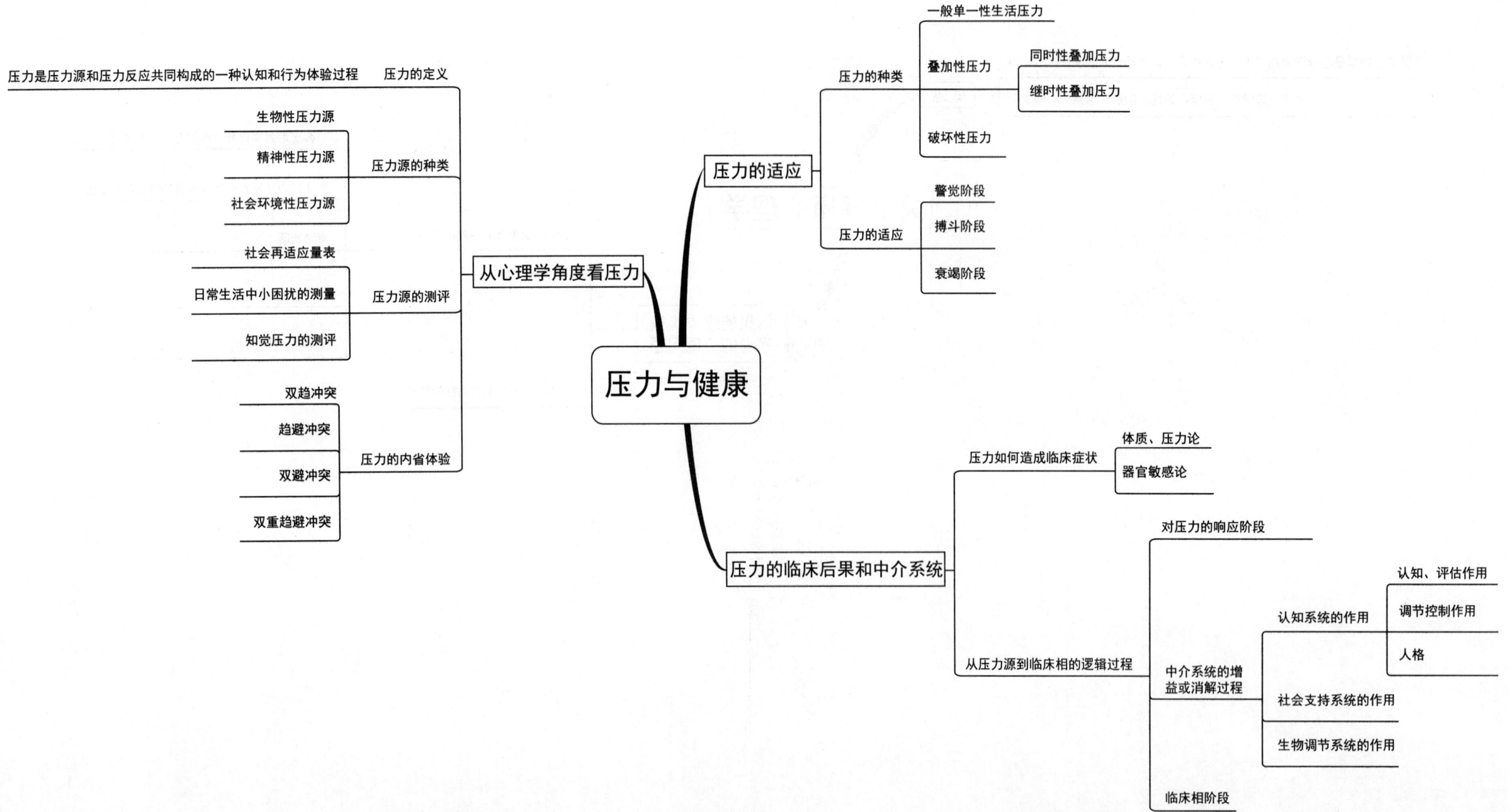

压力是压力源和压力反应共同构成的一种认知和行为体验过程　压力的定义

生物性压力源

精神性压力源　压力源的种类

社会环境性压力源

社会再适应量表

日常生活中小困扰的测量　压力源的测评

知觉压力的测评

双趋冲突

趋避冲突

双避冲突　压力的内省体验

双重趋避冲突

从心理学角度看压力

压力与健康

压力的适应

压力的种类

一般单一性生活压力

叠加性压力　同时性叠加压力

继时性叠加压力

破坏性压力

压力的适应

警觉阶段

搏斗阶段

衰竭阶段

压力的临床后果和中介系统

压力如何造成临床症状

体质、压力论

器官敏感论

从压力源到临床相的逻辑过程

对压力的响应阶段

中介系统的增益或消解过程

认知系统的作用

认知、评估作用

调节控制作用

人格

社会支持系统的作用

生物调节系统的作用

临床相阶段

第五章　心理测量学知识

第一节　心理测量学概述

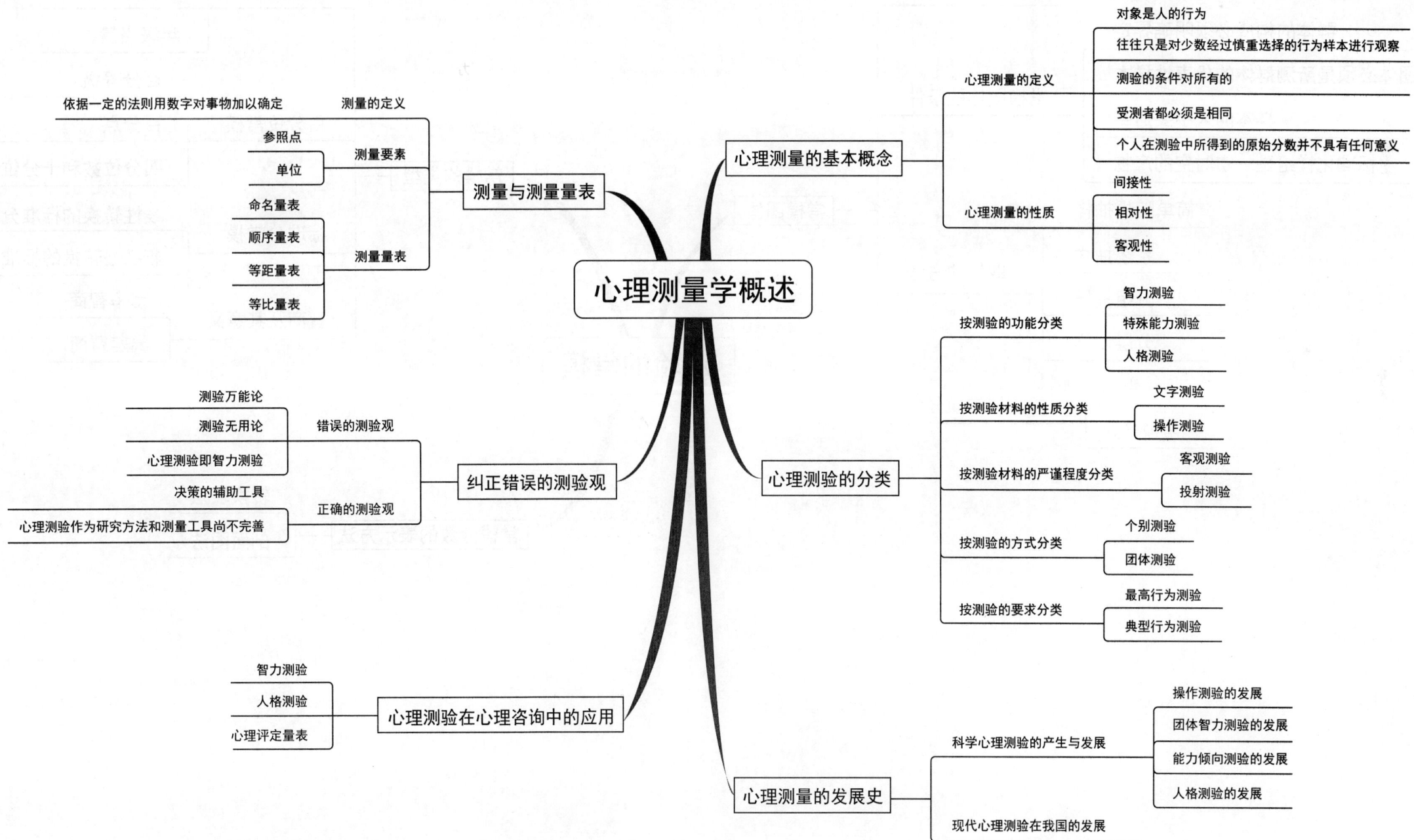

依据一定的法则用数字对事物加以确定 —— 测量的定义

测量要素
- 参照点
- 单位

测量量表
- 命名量表
- 顺序量表
- 等距量表
- 等比量表

测量与测量量表

心理测量学概述

心理测量的基本概念

心理测量的定义
- 对象是人的行为
- 往往只是对少数经过慎重选择的行为样本进行观察
- 测验的条件对所有的
- 受测者都必须是相同
- 个人在测验中所得到的原始分数并不具有任何意义

心理测量的性质
- 间接性
- 相对性
- 客观性

纠正错误的测验观

错误的测验观
- 测验万能论
- 测验无用论
- 心理测验即智力测验

正确的测验观
- 决策的辅助工具
- 心理测验作为研究方法和测量工具尚不完善

心理测验的分类

按测验的功能分类
- 智力测验
- 特殊能力测验
- 人格测验

按测验材料的性质分类
- 文字测验
- 操作测验

按测验材料的严谨程度分类
- 客观测验
- 投射测验

按测验的方式分类
- 个别测验
- 团体测验

按测验的要求分类
- 最高行为测验
- 典型行为测验

心理测验在心理咨询中的应用
- 智力测验
- 人格测验
- 心理评定量表

心理测量的发展史

科学心理测验的产生与发展
- 操作测验的发展
- 团体智力测验的发展
- 能力倾向测验的发展
- 人格测验的发展

现代心理测验在我国的发展

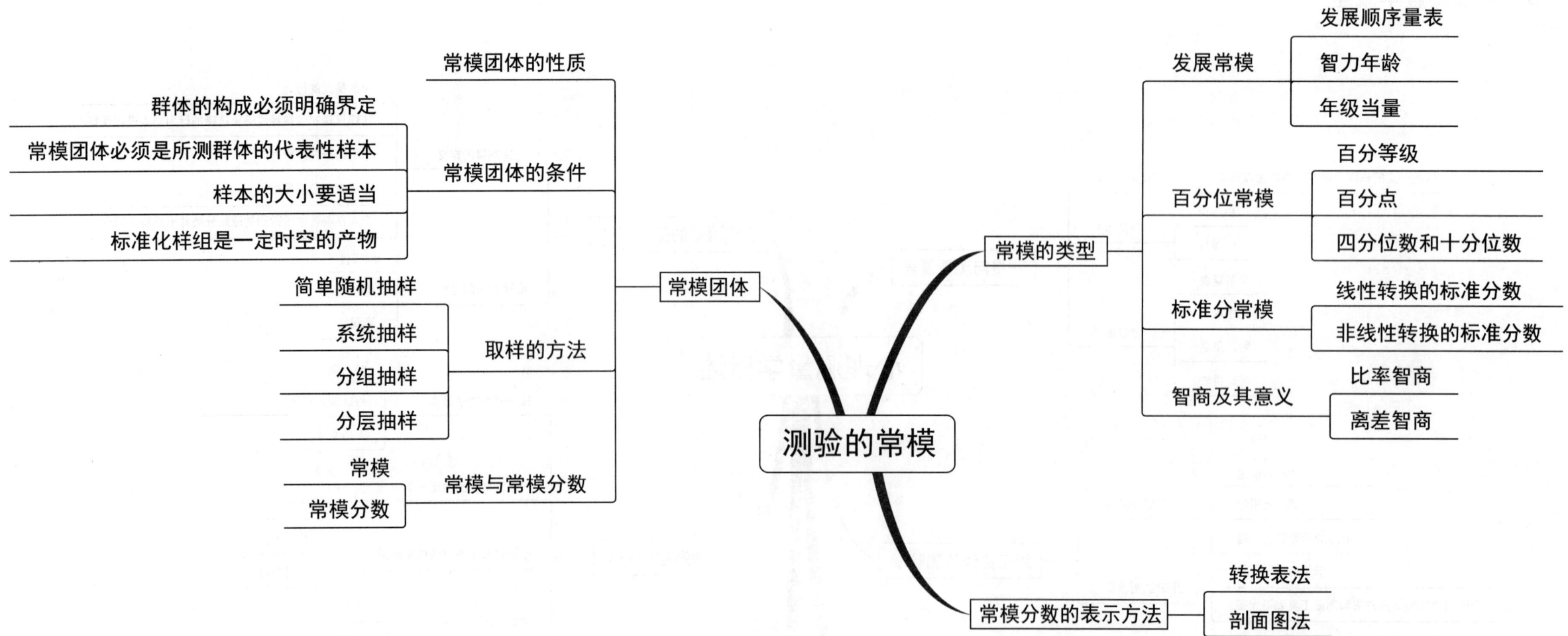

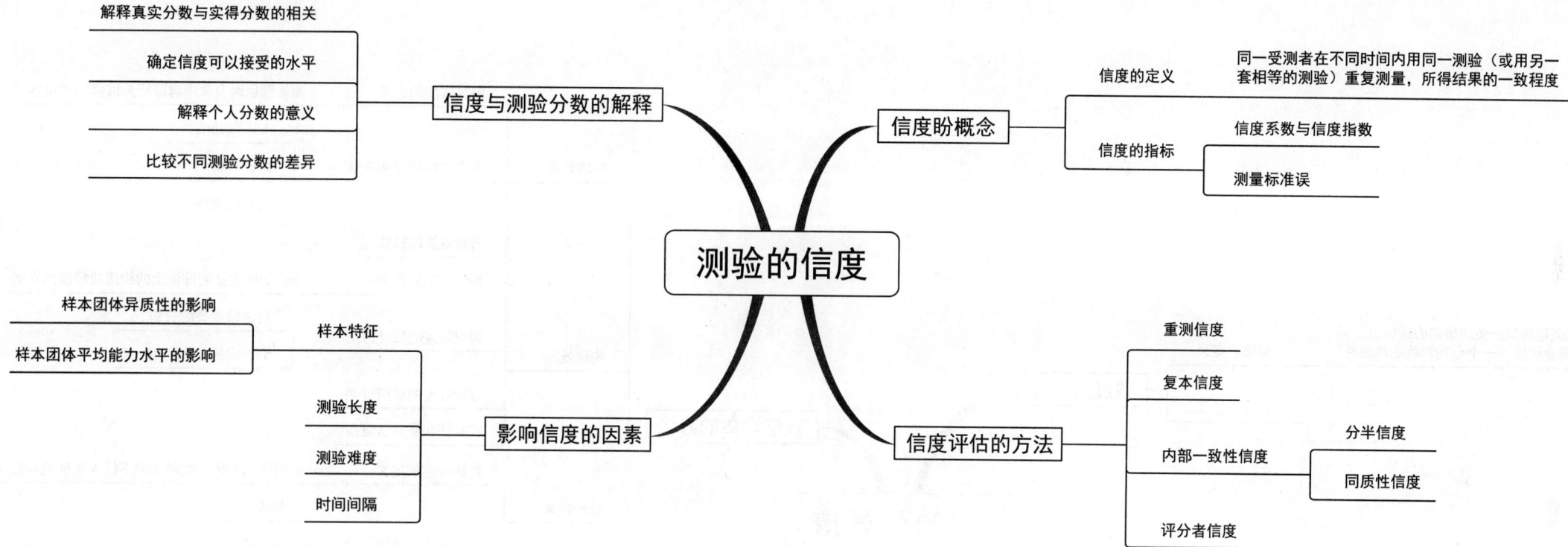

解释真实分数与实得分数的相关

确定信度可以接受的水平

解释个人分数的意义

比较不同测验分数的差异

信度与测验分数的解释

信度盼概念

信度的定义 —— 同一受测者在不同时间内用同一测验（或用另一套相等的测验）重复测量，所得结果的一致程度

信度的指标 —— 信度系数与信度指数

测量标准误

测验的信度

样本团体异质性的影响

样本团体平均能力水平的影响

样本特征

测验长度

测验难度

时间间隔

影响信度的因素

信度评估的方法

重测信度

复本信度

内部一致性信度 —— 分半信度

同质性信度

评分者信度

第四节　测验的效度

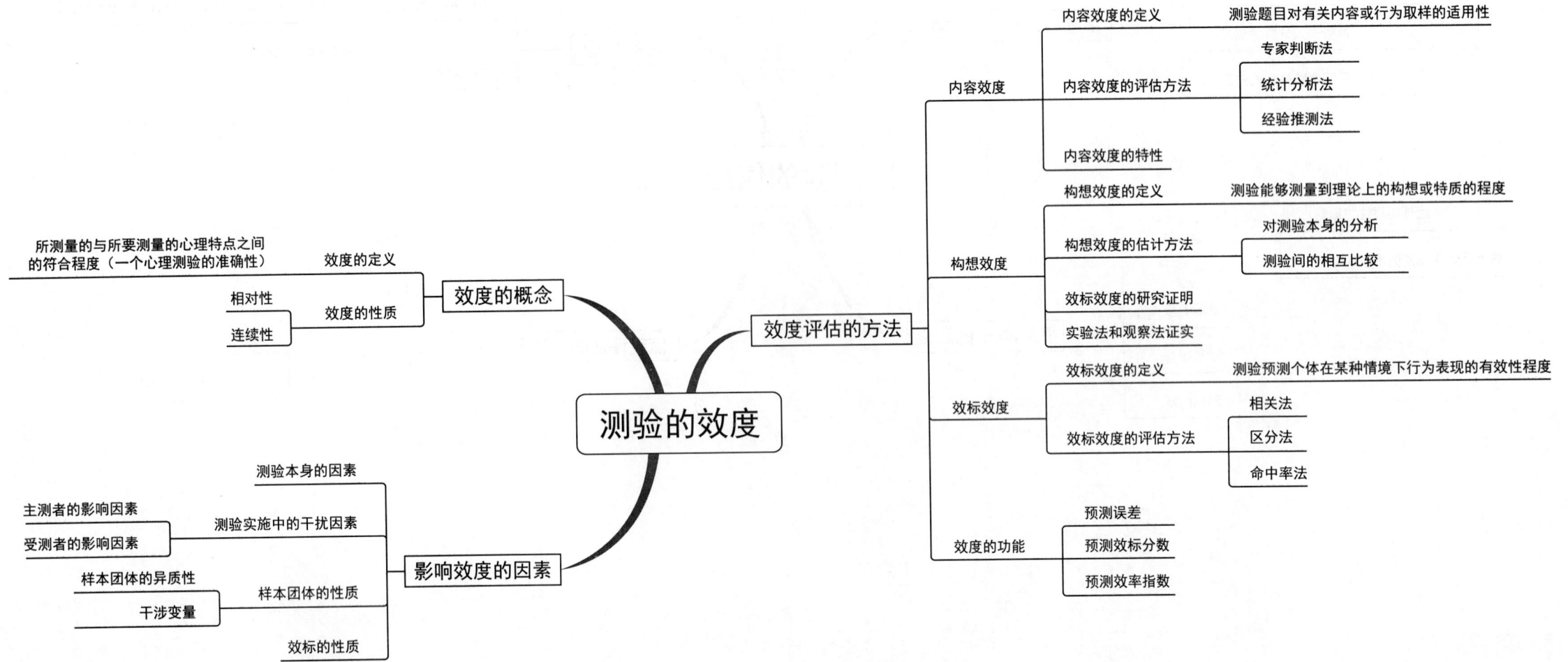

测验的效度

效度的概念

- 效度的定义 —— 所测量的与所要测量的心理特点之间的符合程度（一个心理测验的准确性）
- 效度的性质
  - 相对性
  - 连续性

影响效度的因素

- 测验本身的因素
- 测验实施中的干扰因素
  - 主测者的影响因素
  - 受测者的影响因素
- 样本团体的性质
  - 样本团体的异质性
  - 干涉变量
- 效标的性质

效度评估的方法

- 内容效度
  - 内容效度的定义 —— 测验题目对有关内容或行为取样的适用性
  - 内容效度的评估方法
    - 专家判断法
    - 统计分析法
    - 经验推测法
  - 内容效度的特性
- 构想效度
  - 构想效度的定义 —— 测验能够测量到理论上的构想或特质的程度
  - 构想效度的估计方法
    - 对测验本身的分析
    - 测验间的相互比较
  - 效标效度的研究证明
  - 实验法和观察法证实
- 效标效度
  - 效标效度的定义 —— 测验预测个体在某种情境下行为表现的有效性程度
  - 效标效度的评估方法
    - 相关法
    - 区分法
    - 命中率法
- 效度的功能
  - 预测误差
  - 预测效标分数
  - 预测效率指数

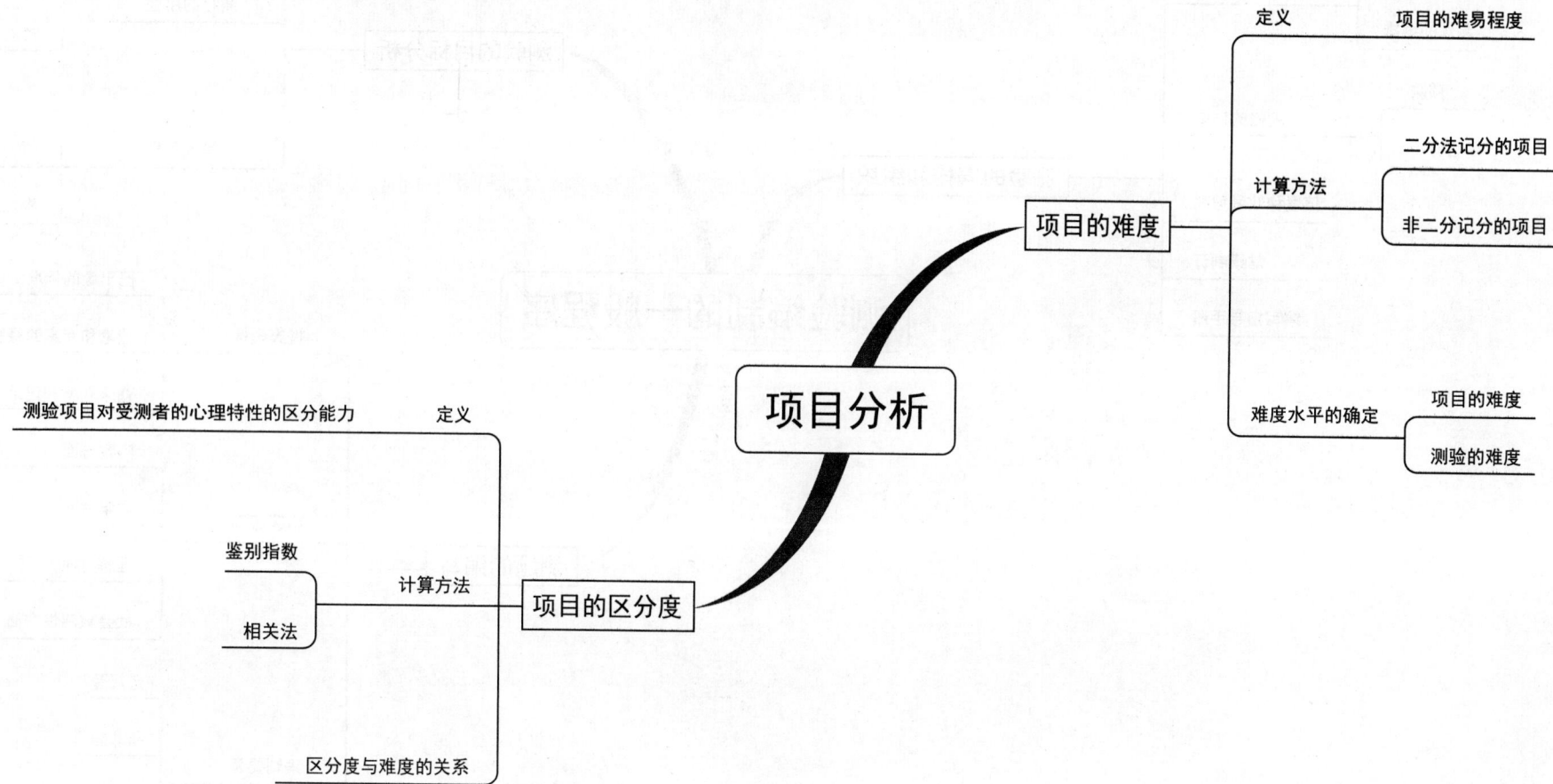

测验编制的一般程序

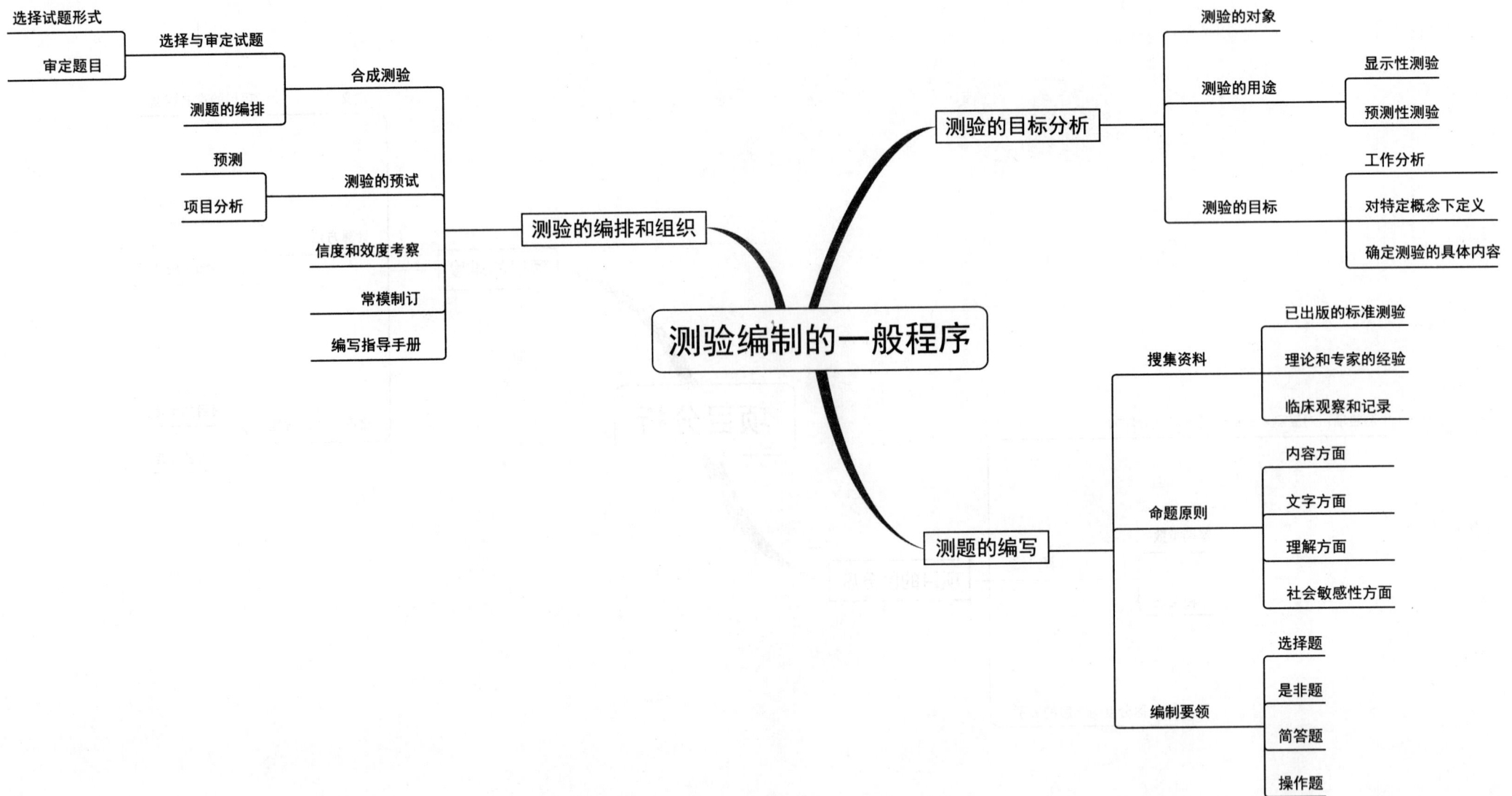

测验的编排和组织

- 选择与审定试题
  - 选择试题形式
  - 审定题目
- 测题的编排
- 合成测验
- 测验的预试
  - 预测
  - 项目分析
- 信度和效度考察
- 常模制订
- 编写指导手册

测验的目标分析

- 测验的对象
- 测验的用途
  - 显示性测验
  - 预测性测验
- 测验的目标
  - 工作分析
  - 对特定概念下定义
  - 确定测验的具体内容

测题的编写

- 搜集资料
  - 已出版的标准测验
  - 理论和专家的经验
  - 临床观察和记录
- 命题原则
  - 内容方面
  - 文字方面
  - 理解方面
  - 社会敏感性方面
- 编制要领
  - 选择题
  - 是非题
  - 简答题
  - 操作题

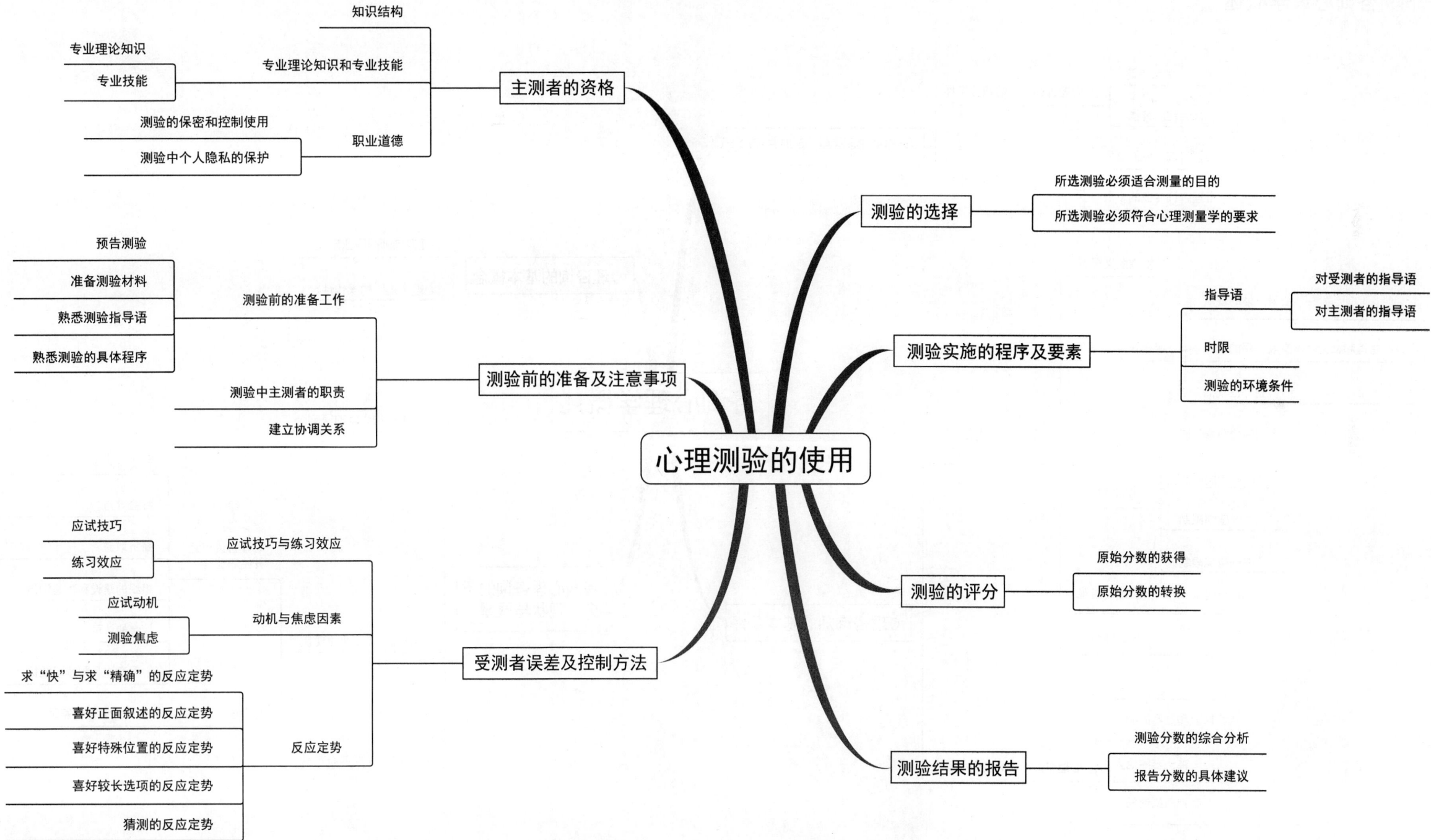

知识结构

专业理论知识

专业理论知识和专业技能

专业技能

主测者的资格

测验的保密和控制使用

职业道德

测验中个人隐私的保护

测验的选择

所选测验必须适合测量的目的

所选测验必须符合心理测量学的要求

预告测验

准备测验材料

熟悉测验指导语

测验前的准备工作

指导语

对受测者的指导语

对主测者的指导语

熟悉测验的具体程序

测验实施的程序及要素

时限

测验中主测者的职责

测验前的准备及注意事项

测验的环境条件

建立协调关系

心理测验的使用

应试技巧

练习效应

应试技巧与练习效应

应试动机

测验焦虑

动机与焦虑因素

测验的评分

原始分数的获得

原始分数的转换

求"快"与求"精确"的反应定势

受测者误差及控制方法

喜好正面叙述的反应定势

喜好特殊位置的反应定势

反应定势

喜好较长选项的反应定势

测验结果的报告

测验分数的综合分析

报告分数的具体建议

猜测的反应定势

第六章　咨询心理学知识

第一节　咨询心理学概述

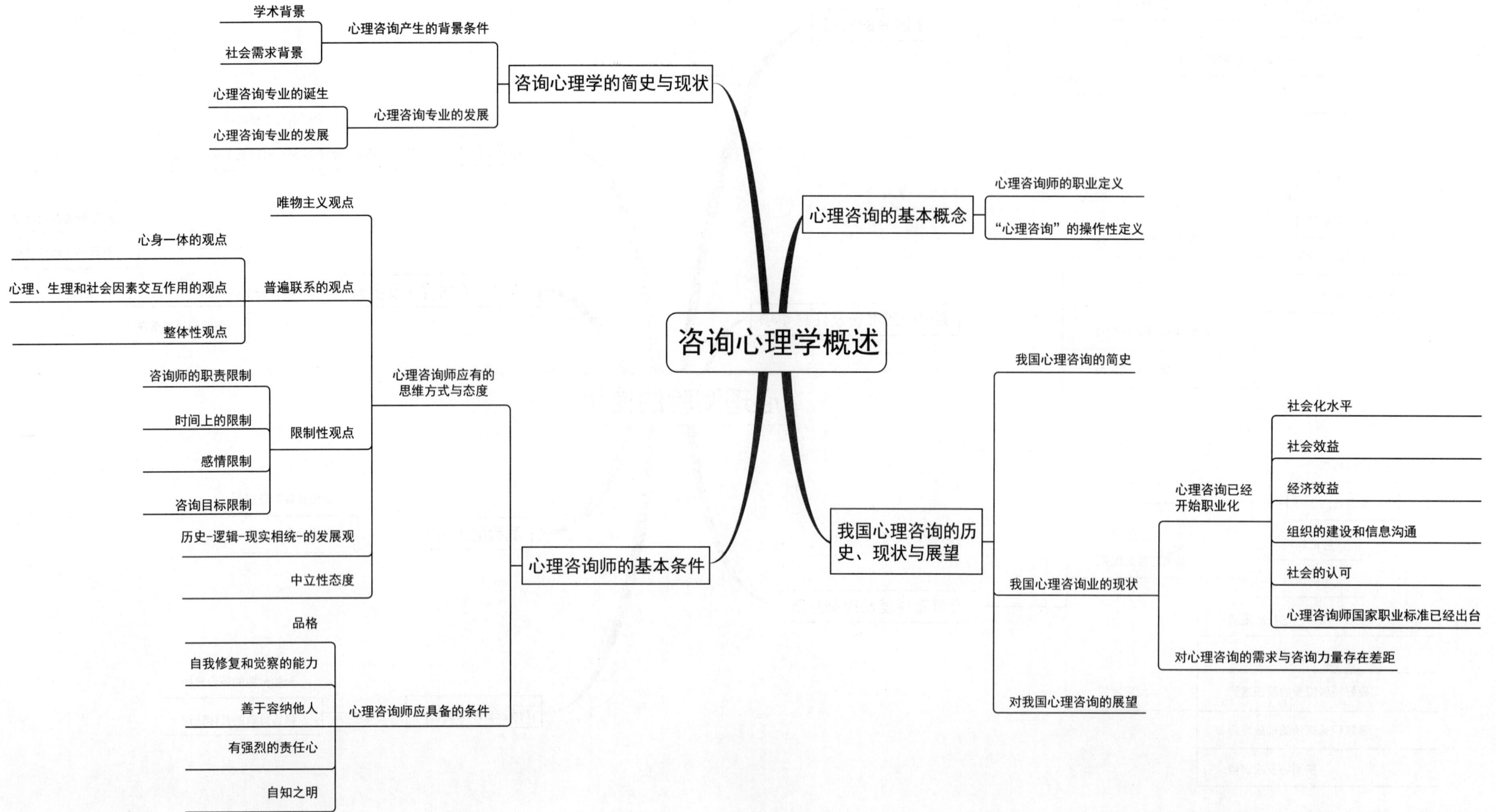

咨询心理学的简史与现状
- 心理咨询产生的背景条件
  - 学术背景
  - 社会需求背景
- 心理咨询专业的发展
  - 心理咨询专业的诞生
  - 心理咨询专业的发展

心理咨询的基本概念
- 心理咨询师的职业定义
- "心理咨询"的操作性定义

咨询心理学概述

心理咨询师的基本条件
- 心理咨询师应有的思维方式与态度
  - 唯物主义观点
    - 心身一体的观点
    - 心理、生理和社会因素交互作用的观点
  - 普遍联系的观点
    - 整体性观点
  - 限制性观点
    - 咨询师的职责限制
    - 时间上的限制
    - 感情限制
    - 咨询目标限制
  - 历史-逻辑-现实相统一的发展观
  - 中立性态度
- 心理咨询师应具备的条件
  - 品格
  - 自我修复和觉察的能力
  - 善于容纳他人
  - 有强烈的责任心
  - 自知之明

我国心理咨询的历史、现状与展望
- 我国心理咨询的简史
- 我国心理咨询业的现状
  - 心理咨询已经开始职业化
    - 社会化水平
    - 社会效益
    - 经济效益
    - 组织的建设和信息沟通
    - 社会的认可
    - 心理咨询师国家职业标准已经出台
  - 对心理咨询的需求与咨询力量存在差距
- 对我国心理咨询的展望

分区观点

结构观点

精神分析理论观点 —— 动力学观点

发展观点

适应观点

认知心理学观点

行为主义理论观点

历史上的几种理论观点

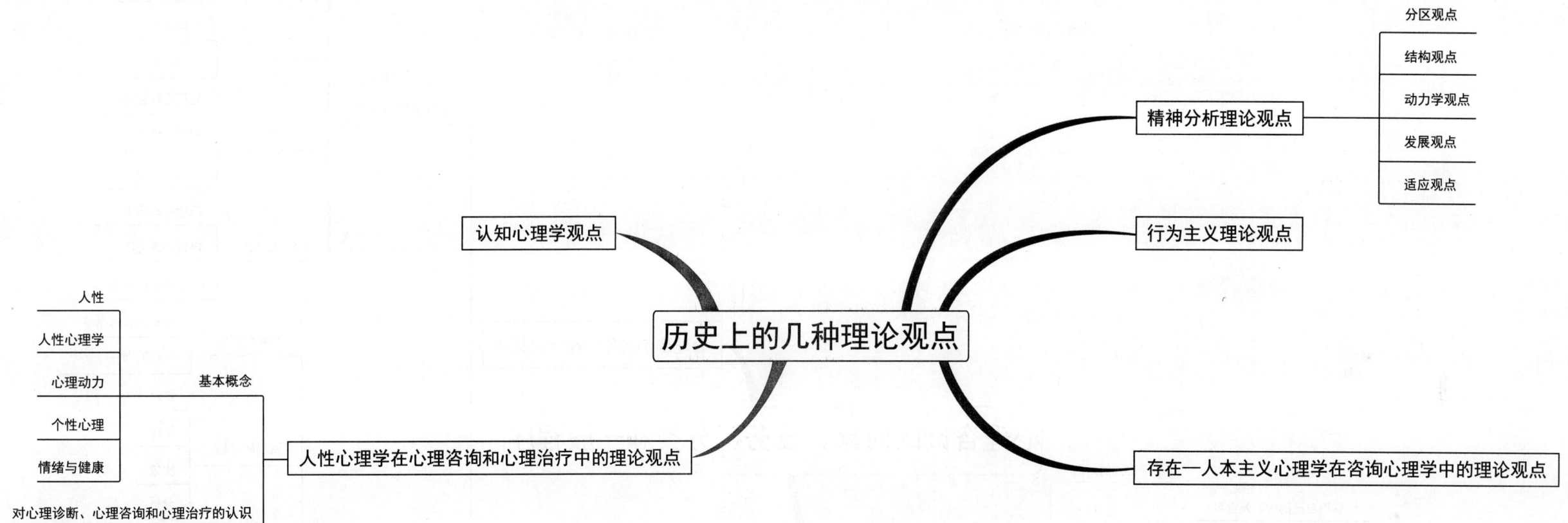

人性

人性心理学

心理动力　　基本概念

个性心理

情绪与健康

对心理诊断、心理咨询和心理治疗的认识

人性心理学在心理咨询和心理治疗中的理论观点

存在—人本主义心理学在咨询心理学中的理论观点

心理咨询的对象、任务、分类和一般程序

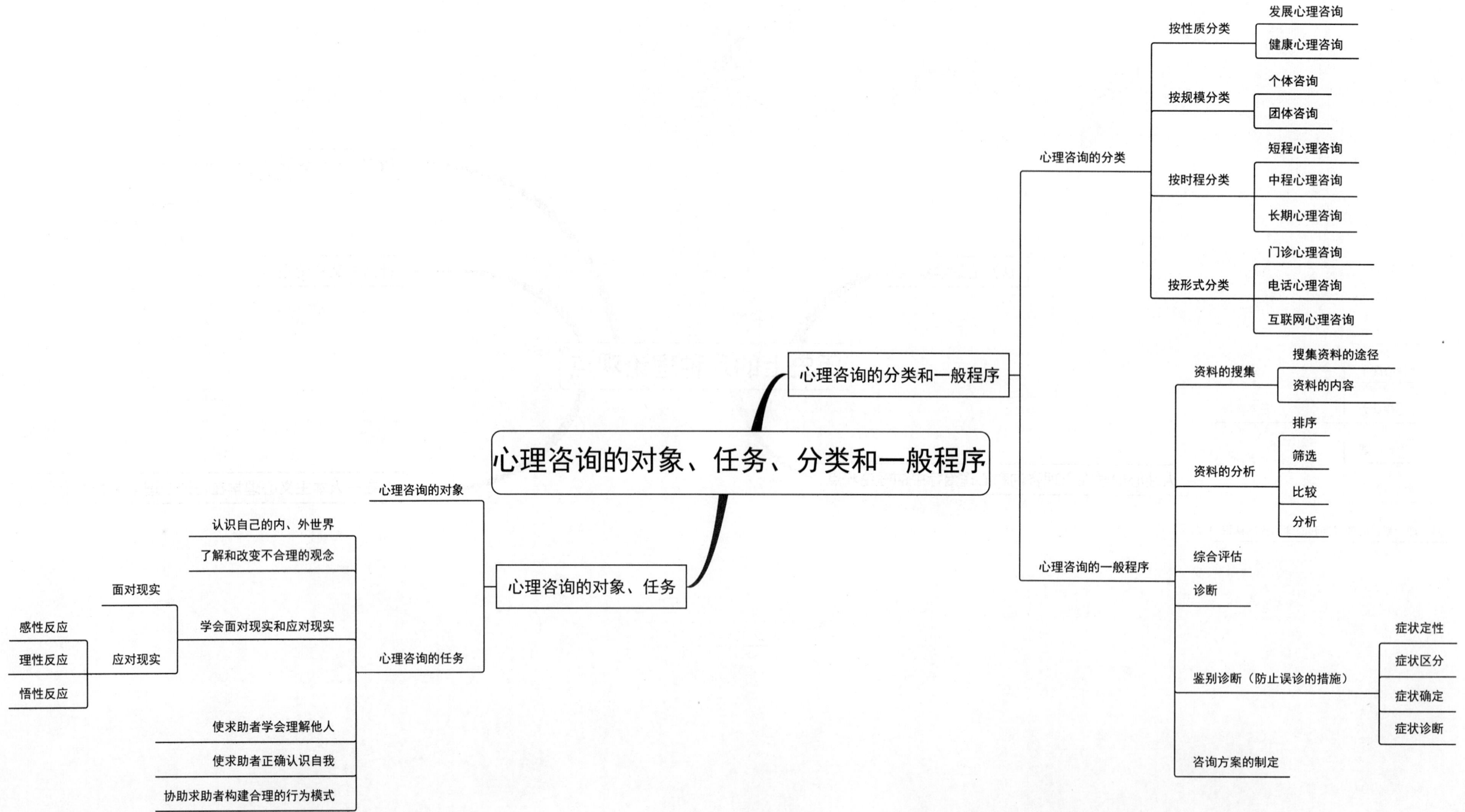

心理咨询的分类和一般程序

心理咨询的分类

按性质分类
- 发展心理咨询
- 健康心理咨询

按规模分类
- 个体咨询
- 团体咨询

按时程分类
- 短程心理咨询
- 中程心理咨询
- 长期心理咨询

按形式分类
- 门诊心理咨询
- 电话心理咨询
- 互联网心理咨询

心理咨询的一般程序

资料的搜集
- 搜集资料的途径
- 资料的内容

资料的分析
- 排序
- 筛选
- 比较
- 分析

综合评估

诊断

鉴别诊断（防止误诊的措施）
- 症状定性
- 症状区分
- 症状确定
- 症状诊断

咨询方案的制定

心理咨询的对象

心理咨询的对象、任务

心理咨询的任务
- 认识自己的内、外世界
- 了解和改变不合理的观念
- 学会面对现实和应对现实
  - 面对现实
  - 应对现实
    - 感性反应
    - 理性反应
    - 悟性反应
- 使求助者学会理解他人
- 使求助者正确认识自我
- 协助求助者构建合理的行为模式

第四节　不同年龄阶段的心理咨询

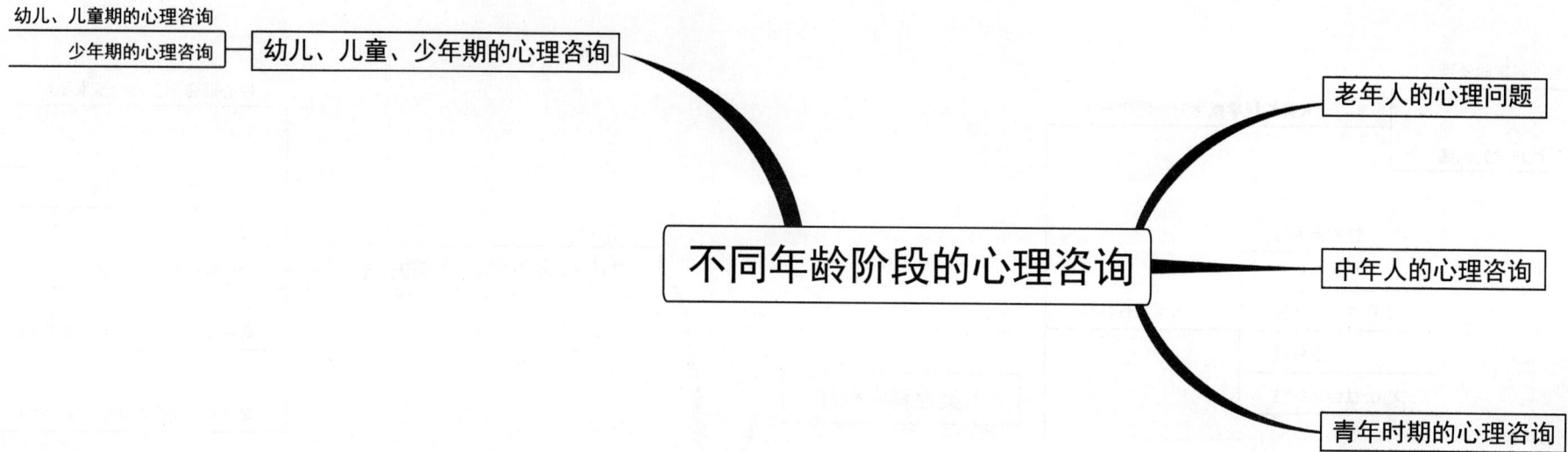

幼儿、儿童期的心理咨询
少年期的心理咨询 ─── 幼儿、儿童、少年期的心理咨询

不同年龄阶段的心理咨询

- 老年人的心理问题
- 中年人的心理咨询
- 青年时期的心理咨询

第五节　婚恋、家庭心理咨询

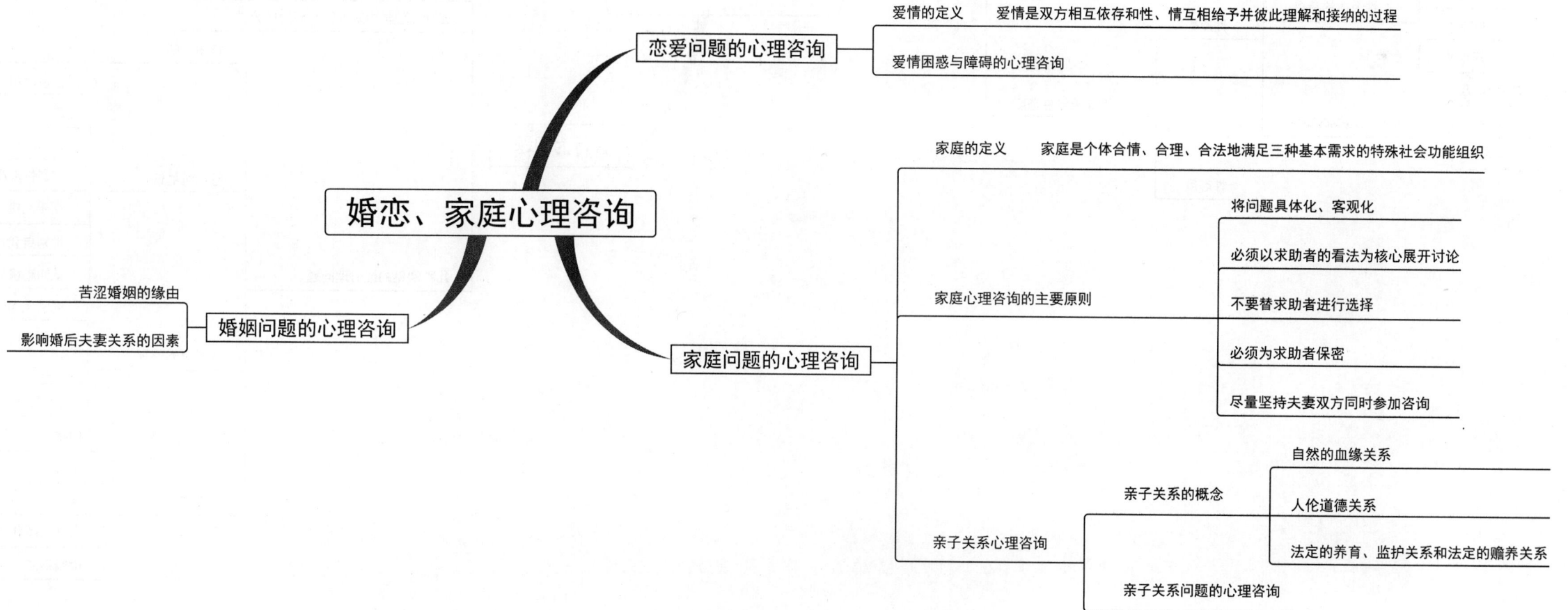

婚恋、家庭心理咨询

恋爱问题的心理咨询
- 爱情的定义　　爱情是双方相互依存和性、情互相给予并彼此理解和接纳的过程
- 爱情困惑与障碍的心理咨询

婚姻问题的心理咨询
- 苦涩婚姻的缘由
- 影响婚后夫妻关系的因素

家庭问题的心理咨询

- 家庭的定义　　家庭是个体合情、合理、合法地满足三种基本需求的特殊社会功能组织

- 家庭心理咨询的主要原则
  - 将问题具体化、客观化
  - 必须以求助者的看法为核心展开讨论
  - 不要替求助者进行选择
  - 必须为求助者保密
  - 尽量坚持夫妻双方同时参加咨询

- 亲子关系心理咨询
  - 亲子关系的概念
    - 自然的血缘关系
    - 人伦道德关系
    - 法定的养育、监护关系和法定的赡养关系
  - 亲子关系问题的心理咨询

第六节 性心理咨询

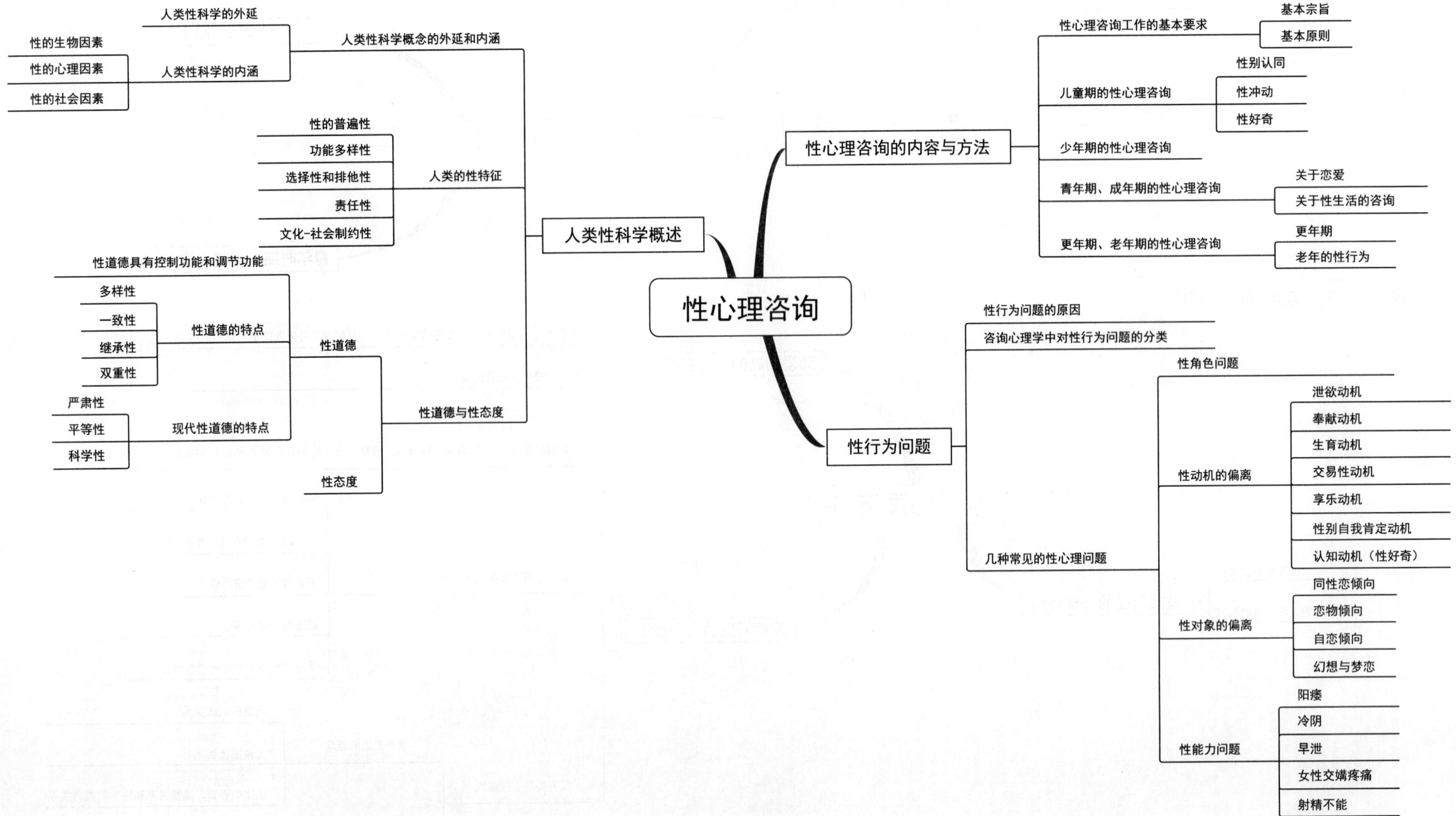

```
                        人类性科学的外延
        性的生物因素                              人类性科学概念的外延和内涵
        性的心理因素       人类性科学的内涵                                            性心理咨询工作的基本要求          基本原则
        性的社会因素
                                                                                                              性别认同
                        性的普遍性                                                 儿童期的性心理咨询           性冲动
                        功能多样性                                                                           性好奇
                        选择性和排他性      人类的性特征                             少年期的性心理咨询
                        责任性                            性心理咨询的内容与方法
                        文化-社会制约性                                             青年期、成年期的性心理咨询          关于恋爱
                                                                                                              关于性生活的咨询
        性道德具有控制功能和调节功能               人类性科学概述                      更年期、老年期的性心理咨询          更年期
        多样性                                                                                               老年的性行为
        一致性                                    性心理咨询
        继承性          性道德的特点        性道德
        双重性                                                                     性行为问题的原因
                                                                咨询心理学中对性行为问题的分类
        严肃性                                                                                  性角色问题
        平等性          现代性道德的特点     性道德与性态度                                                          泄欲动机
        科学性                                           性行为问题                                               奉献动机
                                                                                                              生育动机
                        性态度                                                                  性动机的偏离     交易性动机
                                                                                                              享乐动机
                                                                             几种常见的性心理问题                性别自我肯定动机
                                                                                                              认知动机（性好奇）
                                                                                                              同性恋倾向
                                                                                              性对象的偏离       恋物倾向
                                                                                                              自恋倾向
                                                                                                              幻想与梦恋
                                                                                                              阳痿
                                                                                              性能力问题        冷阴
                                                                                                              早泄
                                                                                                              女性交媾疼痛
                                                                                                              射精不能
```

第七章　心理诊断技能

第一节　鉴别诊断

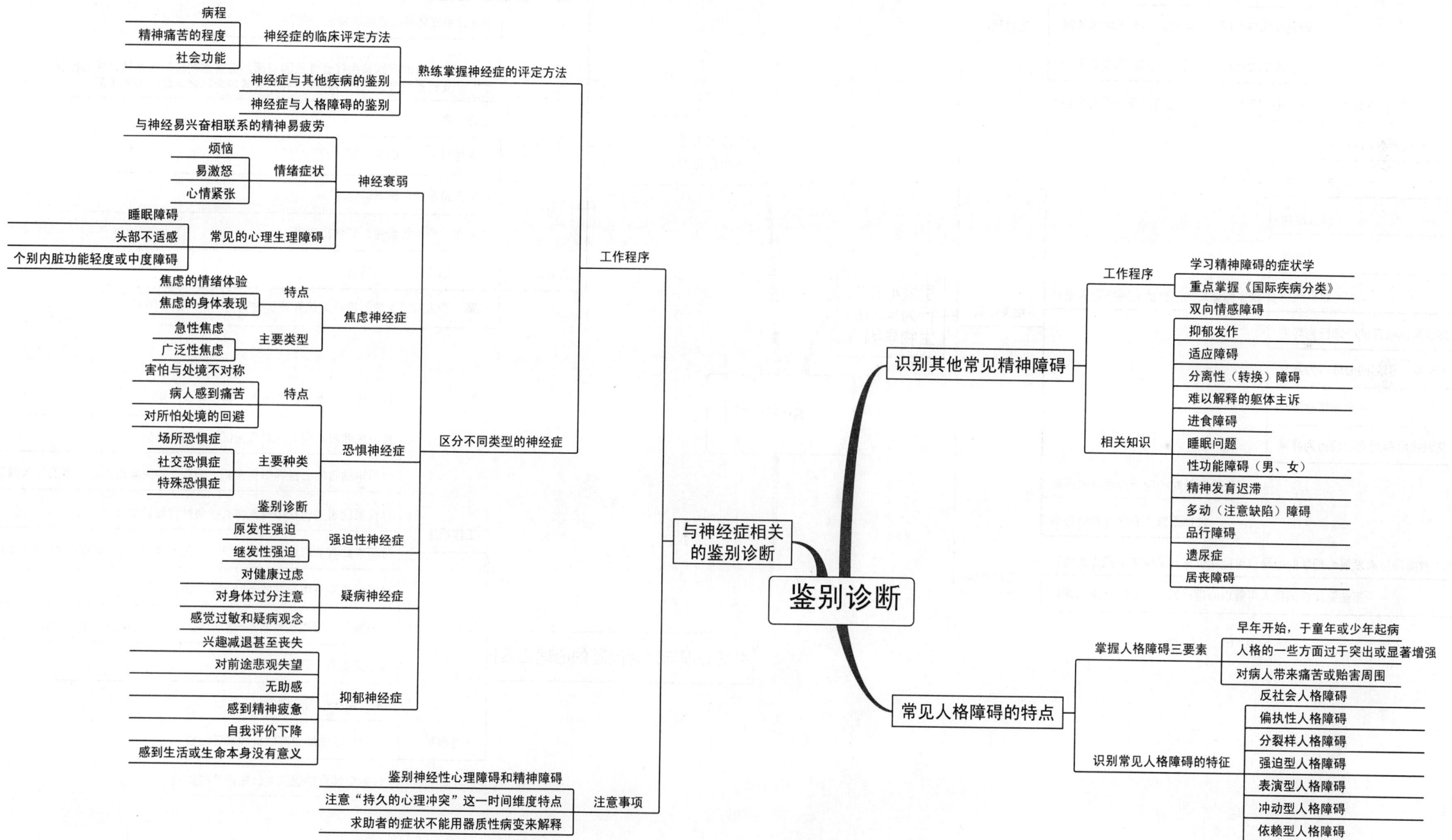

中心主题：**鉴别诊断**

与神经症相关的鉴别诊断

工作程序

- 熟练掌握神经症的评定方法
  - 神经症的临床评定方法
    - 病程
    - 精神痛苦的程度
    - 社会功能
  - 神经症与其他疾病的鉴别
  - 神经症与人格障碍的鉴别

- 区分不同类型的神经症
  - 神经衰弱
    - 与神经易兴奋相联系的精神易疲劳
    - 情绪症状
      - 烦恼
      - 易激怒
      - 心情紧张
    - 常见的心理生理障碍
      - 睡眠障碍
      - 头部不适感
      - 个别内脏功能轻度或中度障碍
  - 焦虑神经症
    - 特点
      - 焦虑的情绪体验
      - 焦虑的身体表现
    - 主要类型
      - 急性焦虑
      - 广泛性焦虑
  - 恐惧神经症
    - 害怕与处境不对称
    - 特点
      - 病人感到痛苦
      - 对所怕处境的回避
    - 主要种类
      - 场所恐惧症
      - 社交恐惧症
      - 特殊恐惧症
  - 强迫性神经症
    - 鉴别诊断
    - 原发性强迫
    - 继发性强迫
  - 疑病神经症
    - 对健康过虑
    - 对身体过分注意
    - 感觉过敏和疑病观念
  - 抑郁神经症
    - 兴趣减退甚至丧失
    - 对前途悲观失望
    - 无助感
    - 感到精神疲惫
    - 自我评价下降
    - 感到生活或生命本身没有意义

- 注意事项
  - 鉴别神经性心理障碍和精神障碍
  - 注意"持久的心理冲突"这一时间维度特点
  - 求助者的症状不能用器质性病变来解释

识别其他常见精神障碍

- 工作程序
  - 学习精神障碍的症状学
  - 重点掌握《国际疾病分类》
- 相关知识
  - 双向情感障碍
  - 抑郁发作
  - 适应障碍
  - 分离性（转换）障碍
  - 难以解释的躯体主诉
  - 进食障碍
  - 睡眠问题
  - 性功能障碍（男、女）
  - 精神发育迟滞
  - 多动（注意缺陷）障碍
  - 品行障碍
  - 遗尿症
  - 居丧障碍

常见人格障碍的特点

- 掌握人格障碍三要素
  - 早年开始，于童年或少年起病
  - 人格的一些方面过于突出或显著增强
  - 对病人带来痛苦或贻害周围
- 识别常见人格障碍的特征
  - 反社会人格障碍
  - 偏执性人格障碍
  - 分裂样人格障碍
  - 强迫型人格障碍
  - 表演型人格障碍
  - 冲动型人格障碍
  - 依赖型人格障碍

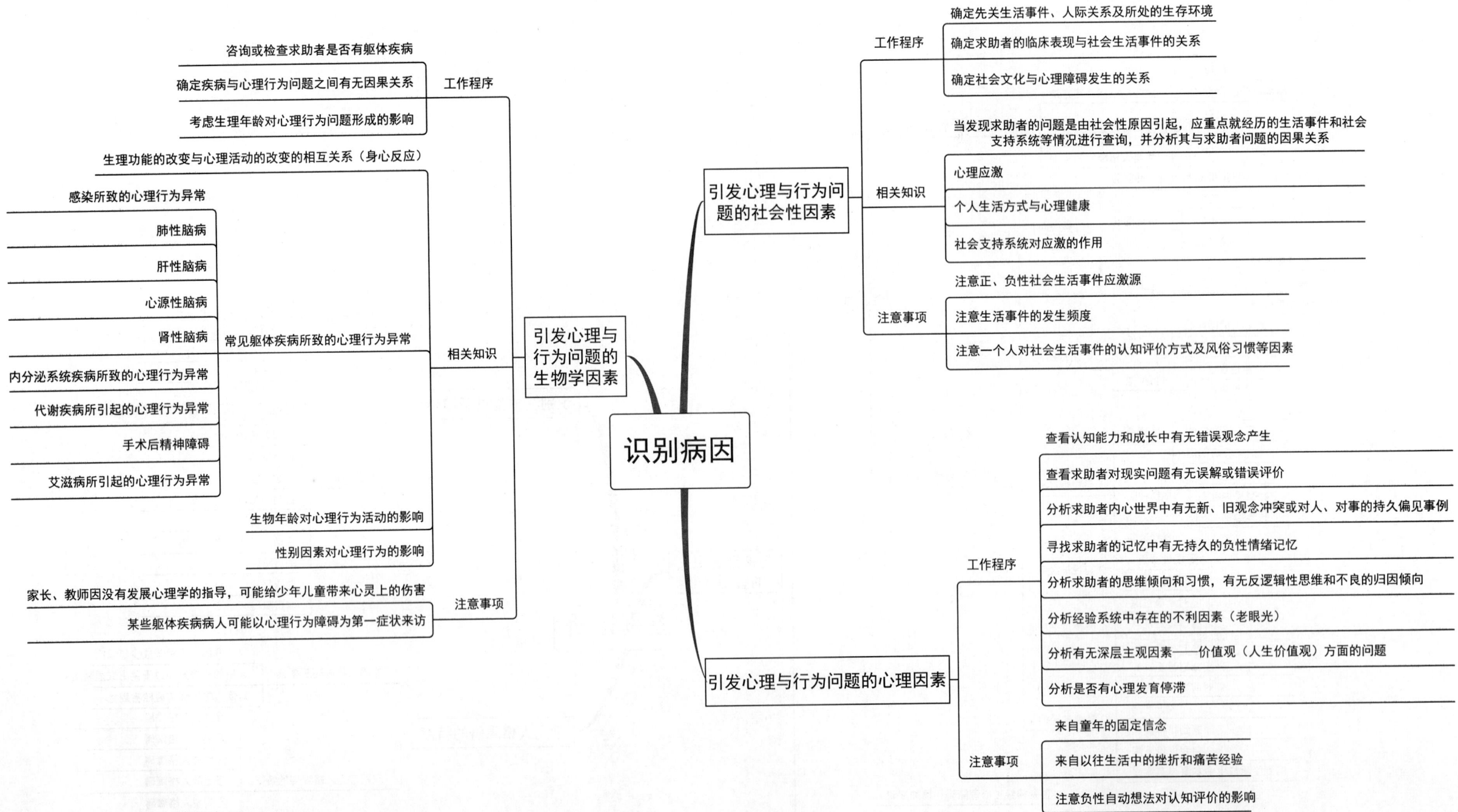

识别病因

引发心理与行为问题的生物学因素

工作程序

- 咨询或检查求助者是否有躯体疾病
- 确定疾病与心理行为问题之间有无因果关系
- 考虑生理年龄对心理行为问题形成的影响

相关知识

- 生理功能的改变与心理活动的改变的相互关系（身心反应）
- 感染所致的心理行为异常
- 常见躯体疾病所致的心理行为异常
  - 肺性脑病
  - 肝性脑病
  - 心源性脑病
  - 肾性脑病
  - 内分泌系统疾病所致的心理行为异常
  - 代谢疾病所引起的心理行为异常
  - 手术后精神障碍
  - 艾滋病所引起的心理行为异常
- 生物年龄对心理行为活动的影响
- 性别因素对心理行为的影响

注意事项

- 家长、教师因没有发展心理学的指导，可能给少年儿童带来心灵上的伤害
- 某些躯体疾病病人可能以心理行为障碍为第一症状来访

引发心理与行为问题的社会性因素

工作程序

- 确定先关生活事件、人际关系及所处的生存环境
- 确定求助者的临床表现与社会生活事件的关系
- 确定社会文化与心理障碍发生的关系

相关知识

- 当发现求助者的问题是由社会性原因引起，应重点就经历的生活事件和社会支持系统等情况进行查询，并分析其与求助者问题的因果关系
- 心理应激
- 个人生活方式与心理健康
- 社会支持系统对应激的作用

注意事项

- 注意正、负性社会生活事件应激源
- 注意生活事件的发生频度
- 注意一个人对社会生活事件的认知评价方式及风俗习惯等因素

引发心理与行为问题的心理因素

工作程序

- 查看认知能力和成长中有无错误观念产生
- 查看求助者对现实问题有无误解或错误评价
- 分析求助者内心世界中有无新、旧观念冲突或对人、对事的持久偏见事例
- 寻找求助者的记忆中有无持久的负性情绪记忆
- 分析求助者的思维倾向和习惯，有无反逻辑性思维和不良的归因倾向
- 分析经验系统中存在的不利因素（老眼光）
- 分析有无深层主观因素——价值观（人生价值观）方面的问题
- 分析是否有心理发育停滞

注意事项

- 来自童年的固定信念
- 来自以往生活中的挫折和痛苦经验
- 注意负性自动想法对认知评价的影响

第八章　心理咨询技能

第一节　个体心理咨询方案的实施

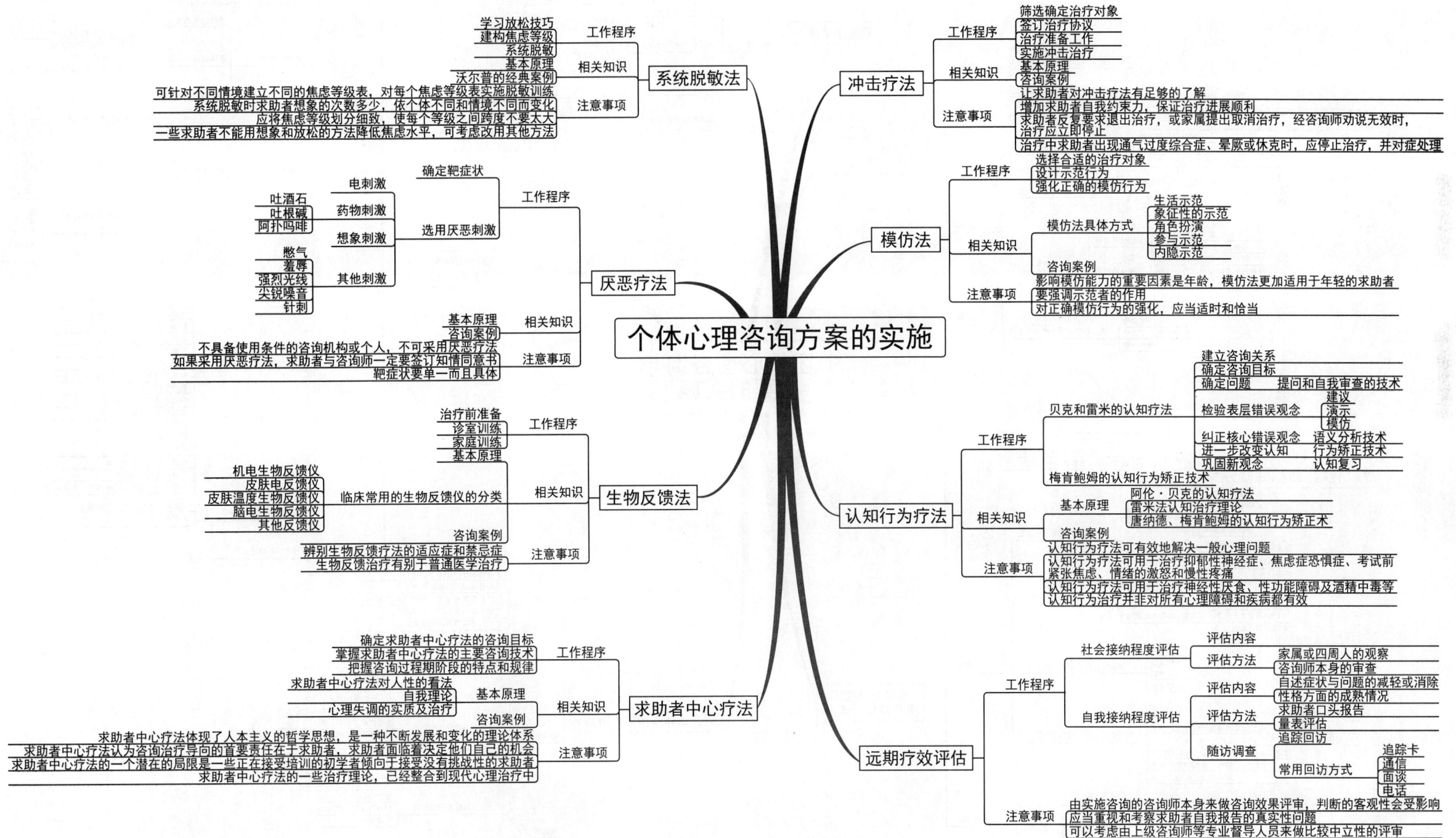

中心主题：**个体心理咨询方案的实施**

系统脱敏法
- 工作程序
  - 学习放松技巧
  - 建构焦虑等级
  - 系统脱敏
- 相关知识
  - 基本原理
  - 沃尔普的经典案例
- 注意事项
  - 可针对不同情境建立不同的焦虑等级表，对每个焦虑等级表实施脱敏训练
  - 系统脱敏时求助者想象的次数多少，依个体不同和情境不同而变化
  - 应将焦虑等级划分细致，使每个等级之间跨度不要太大
  - 一些求助者不能用想象和放松的方法降低焦虑水平，可考虑改用其他方法

冲击疗法
- 工作程序
  - 筛选确定治疗对象
  - 签订治疗协议
  - 治疗准备工作
  - 实施冲击治疗
- 相关知识
  - 基本原理
  - 咨询案例
- 注意事项
  - 让求助者对冲击疗法有足够的了解
  - 增加求助者自我约束力，保证治疗进展顺利
  - 求助者反复要求退出治疗，或家属提出取消治疗，经咨询师劝说无效时，治疗应立即停止
  - 治疗中求助者出现通气过度综合症、晕厥或休克时，应停止治疗，并对症处理

厌恶疗法
- 工作程序
  - 确定靶症状
  - 选用厌恶刺激
    - 电刺激
    - 药物刺激
      - 吐酒石
      - 吐根碱
      - 阿扑吗啡
    - 想象刺激
    - 其他刺激
      - 憋气
      - 羞辱
      - 强烈光线
      - 尖锐噪音
      - 针刺
- 相关知识
  - 基本原理
  - 咨询案例
- 注意事项
  - 不具备使用条件的咨询机构或个人，不可采用厌恶疗法
  - 如果采用厌恶疗法，求助者与咨询师一定要签订知情同意书
  - 靶症状要单一而且具体

模仿法
- 工作程序
  - 选择合适的治疗对象
  - 设计示范行为
  - 强化正确的模仿行为
- 相关知识
  - 模仿法具体方式
    - 生活示范
    - 象征性的示范
    - 角色扮演
    - 参与示范
    - 内隐示范
  - 咨询案例
- 注意事项
  - 影响模仿能力的重要因素是年龄，模仿法更加适用于年轻的求助者
  - 要强调示范者的作用
  - 对正确模仿行为的强化，应当适时和恰当

生物反馈法
- 工作程序
  - 治疗前准备
  - 诊室训练
  - 家庭训练
- 相关知识
  - 基本原理
  - 临床常用的生物反馈仪的分类
    - 机电生物反馈仪
    - 皮肤电反馈仪
    - 皮肤温度生物反馈仪
    - 脑电生物反馈仪
    - 其他反馈仪
  - 咨询案例
- 注意事项
  - 辨别生物反馈疗法的适应症和禁忌症
  - 生物反馈治疗有别于普通医学治疗

认知行为疗法
- 工作程序
  - 贝克和雷米的认知疗法
    - 建立咨询关系
    - 确定咨询目标
    - 确定问题——提问和自我审查的技术
    - 检验表层错误观念
      - 建议
      - 演示
      - 模仿
    - 纠正核心错误观念——语义分析技术
    - 进一步改变认知——行为矫正技术
    - 巩固新观念——认知复习
  - 梅肯鲍姆的认知行为矫正法
- 相关知识
  - 基本原理
    - 阿伦·贝克的认知疗法
    - 雷米法认知治疗理论
    - 唐纳德、梅肯鲍姆的认知行为矫正
  - 咨询案例
- 注意事项
  - 认知行为疗法可有效地解决一般心理问题
  - 认知行为疗法可用于治疗抑郁性神经症、焦虑症恐惧症、考试前紧张焦虑、情绪的激怒和慢性疼痛
  - 认知行为疗法可用于治疗神经性厌食、性功能障碍及酒精中毒等
  - 认知行为治疗并非对所有心理障碍和疾病都有效

求助者中心疗法
- 工作程序
  - 确定求助者中心疗法的咨询目标
  - 掌握求助者中心疗法的主要咨询技术
  - 把握咨询过程阶段的特点和规律
- 相关知识
  - 基本原理
    - 求助者中心疗法对人性的看法
    - 自我理论
    - 心理失调的实质及治疗
  - 咨询案例
- 注意事项
  - 求助者中心疗法体现了人本主义的哲学思想，是一种不断发展和变化的理论体系
  - 求助者中心疗法认为咨询治疗导向的首要责任在于求助者，求助者面临着决定他们自己的机会
  - 求助者中心疗法的一个潜在的局限是一些正在接受培训的初学者倾向于接受没有挑战性的求助者
  - 求助者中心疗法的一些治疗理论，已经整合到现代心理治疗中

远期疗效评估
- 工作程序
  - 社会接纳程度评估
    - 评估内容
    - 评估方法
      - 家属或四周人的观察
      - 咨询师本身的审查
  - 自我接纳程度评估
    - 评估内容
      - 自述症状与问题的减轻或消除
      - 性格方面的成熟情况
    - 评估方法
      - 求助者口头报告
      - 量表评估
  - 随访调查
    - 追踪回访
    - 常用回访方式
      - 追踪卡
      - 通信
      - 面谈
      - 电话
- 注意事项
  - 由实施咨询的咨询师本身来做咨询效果评审，判断的客观性会受影响
  - 应当重视和考察求助者自我报告的真实性问题
  - 可以考虑由上级咨询师等专业督导人员来做比较中立性的评审

团体心理咨询方案的实施

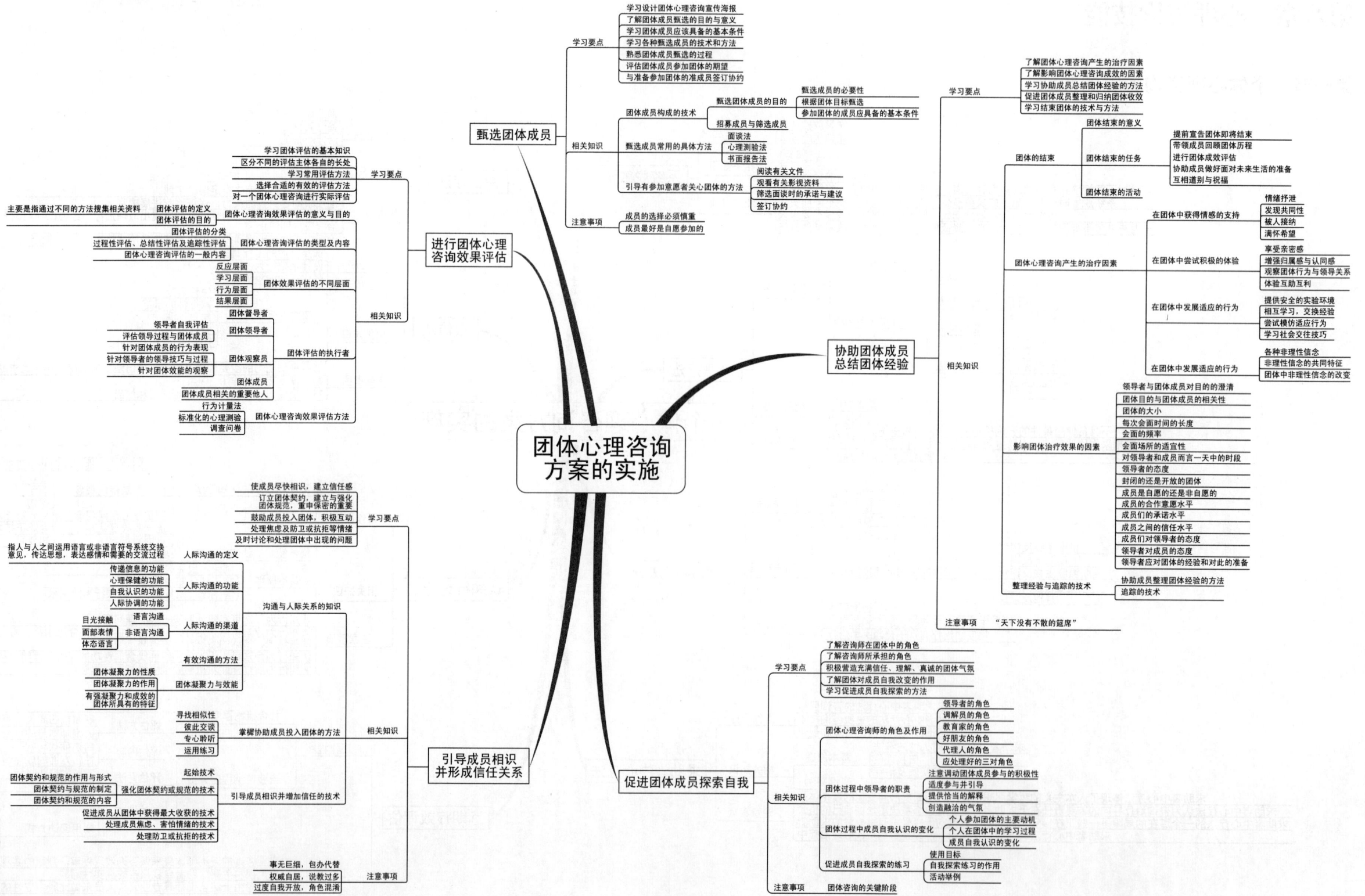

甄选团体成员
- 学习要点
  - 学习设计团体心理咨询宣传海报
  - 了解团体成员甄选的目的与意义
  - 学习团体成员应该具备的基本条件
  - 学习各种甄选成员的技术和方法
  - 熟悉团体成员甄选的过程
  - 评估团体成员参加团体的期望
  - 与准备参加团体的成员签订协约
- 相关知识
  - 团体成员构成的技术
    - 甄选团体成员的目的
      - 甄选成员的必要性
      - 根据团体目标甄选
      - 参加团体的成员应具备的基本条件
    - 招募成员与筛选成员
  - 甄选成员常用的具体方法
    - 面谈法
    - 心理测验法
    - 书面报告法
  - 引导有关参加意愿者关心团体的方法
    - 阅读有关文件
    - 观看有关影视资料
    - 筛选面谈时的承诺与建议
    - 签订协约
- 注意事项
  - 成员的选择必须慎重
  - 成员最好是自愿参加的

进行团体心理咨询效果评估
- 学习要点
  - 学习团体评估的基本知识
  - 区分不同的评估主体各自的长处
  - 学习常用评估方法
  - 选择合适的有效的评估方法
  - 对一个团体心理咨询进行实际评估
- 相关知识
  - 团体评估的定义：主要是指通过不同的方法搜集相关资料
  - 团体评估的目的
  - 团体评估的分类：过程性评估、总结性评估及追踪性评估
  - 团体心理咨询效果评估的意义与目的
    - 团体心理咨询评估的类型及内容
    - 团体心理咨询评估的一般内容
  - 团体效果评估的不同层面
    - 反应层面
    - 学习层面
    - 行为层面
    - 结果层面
  - 团体评估的执行者
    - 团体督导者
      - 领导者自我评估
      - 评估领导过程与团体成员
      - 针对团体成员的行为表现
      - 针对领导者的领导技巧与成效
      - 针对团体效能的观察
    - 团体领导者
    - 团体观察员
  - 团体心理咨询效果评估方法
    - 团体成员相关的重要他人
    - 行为计量法
    - 标准化的心理测验
    - 调查问卷

协助团体成员总结团体经验
- 学习要点
  - 了解团体心理咨询产生的治疗因素
  - 了解影响团体心理咨询成效的因素
  - 学习协助成员总结团体经验的方法
  - 促进团体成员整理和归纳团体收效
  - 学习结束团体的技术与方法
- 相关知识
  - 团体的结束
    - 团体结束的意义
    - 团体结束的任务
      - 提前宣告团体即将结束
      - 带领成员回顾团体历程
      - 进行团体成效评估
      - 协助成员做好面对未来生活的准备
      - 互相道别与祝福
    - 团体结束的活动
  - 团体心理咨询产生的治疗因素
    - 在团体中获得情感的支持
      - 情绪抒发
      - 发现共同性
      - 被人接纳
      - 满怀希望
    - 在团体中尝试积极的体验
      - 享受亲密感
      - 增强归属感与认同感
      - 观察团体行为与领导关系
      - 体验互助互利
    - 在团体中发展适应的行为
      - 提供安全的实验环境
      - 相互学习，交换经验
      - 尝试模仿适应行为
      - 学习社会交往技巧
    - 在团体中发展适应的行为
      - 各种非理性信念
      - 非理性信念的共同特征
      - 团体中非理性信念的改变
  - 影响团体治疗效果的因素
    - 领导者与团体成员对目的的澄清
    - 团体目的与团体成员的相关性
    - 团体的大小
    - 每次会面时间的长度
    - 会面的频率
    - 会面场所的适宜性
    - 对领导者和成员而言一天中的时段
    - 领导者的态度
    - 封闭的还是开放的团体
    - 成员是自愿的还是非自愿的
    - 成员的合作意愿水平
    - 成员们的承诺水平
    - 成员之间的信任水平
    - 成员们对领导者的态度
    - 领导者对成员的态度
    - 领导者应对团体的经验和对此的准备
  - 整理经验与追踪的技术
    - 协助成员整理团体经验的方法
    - 追踪的技术
- 注意事项："天下没有不散的筵席"

引导成员相识并形成信任关系
- 学习要点
  - 使成员尽快相识，建立信任感
  - 订立团体契约，建立与强化团体规范，重申保密的重要
  - 鼓励成员投入团体，积极互动
  - 处理焦虑及防卫或抗拒等情绪
  - 及时讨论和处理团体中出现的问题
- 相关知识
  - 沟通与人际关系的知识
    - 人际沟通的定义：指人与人之间运用语言或非语言符号系统交换意见，传达思想，表达感情和需要的交流过程
    - 人际沟通的功能
      - 传递信息的功能
      - 心理保健的功能
      - 自我认识的功能
      - 人际协调的功能
    - 人际沟通的渠道
      - 语言沟通
      - 非语言沟通
        - 目光接触
        - 面部表情
        - 体态语言
    - 有效沟通的方法
  - 团体凝聚力与效能
    - 团体凝聚力的性质
    - 团体凝聚力的作用
    - 有强凝聚力和成效的团体所具有的特征
  - 掌握协助成员投入团体的方法
    - 寻找相似性
    - 彼此交谈
    - 专心聆听
    - 运用练习
  - 引导成员相识并增加信任的技术
    - 起始技术
    - 强化团体契约或规范的技术
    - 团体契约和规范的作用与形式
    - 团体契约与规范的制定
    - 团体契约和规范的内容
    - 促进成员从团体中获得最大收获的技术
    - 处理成员焦虑、害怕情绪的技术
    - 处理防卫或抗拒的技术
- 注意事项
  - 事无巨细，包办代替
  - 权威自居，说教过多
  - 过度自我开放，角色混淆

促进团体成员探索自我
- 学习要点
  - 了解咨询师在团体中的角色
  - 了解咨询师所承担的角色
  - 积极营造充满信任、理解、真诚的团体气氛
  - 了解团体对成员自我改变的作用
  - 学习促进成员自我探索的方法
- 相关知识
  - 团体心理咨询师的角色及作用
    - 领导者的角色
    - 调解员的角色
    - 教育家的角色
    - 好朋友的角色
    - 代理人的角色
    - 应处理好的三对角色
  - 团体过程中领导者的职责
    - 注意调动团体成员参与的积极性
    - 适度参与并引导
    - 提供恰当的解释
    - 创造融洽的气氛
  - 团体过程中成员自我认识的变化
    - 个人参加团体的主要动机
    - 个人在团体中的学习过程
    - 成员自我认识的变化
  - 促进成员自我探索的练习
    - 使用目标
    - 自我探索练习的作用
    - 活动举例
- 注意事项：团体咨询的关键阶段

第三节　团体心理咨询方案的制定

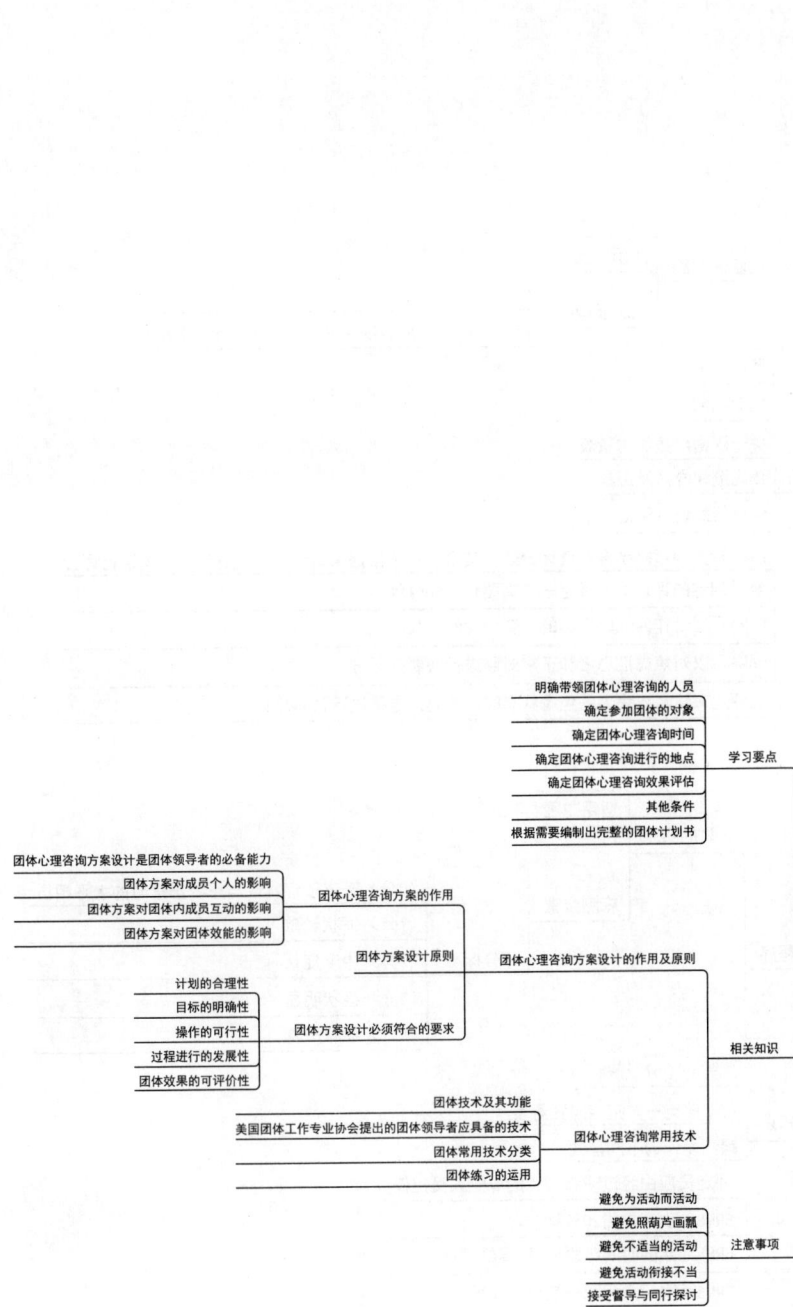

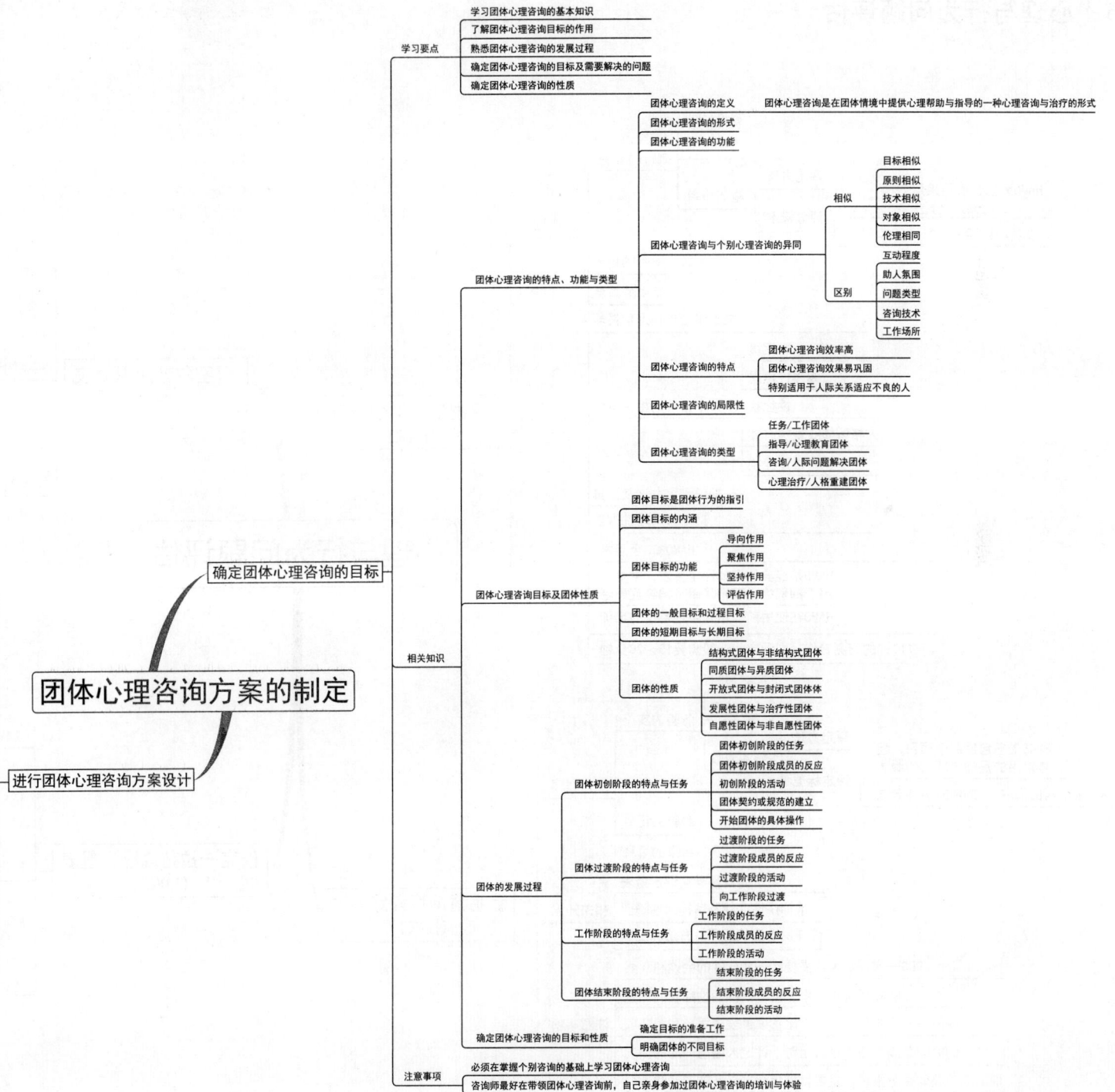

团体心理咨询方案的制定

确定团体心理咨询的目标

- **学习要点**
  - 学习团体心理咨询的基本知识
  - 了解团体心理咨询目标的作用
  - 熟悉团体心理咨询的发展过程
  - 确定团体心理咨询的目标及需要解决的问题
  - 确定团体心理咨询的性质

- **相关知识**
  - 团体心理咨询的特点、功能与类型
    - 团体心理咨询的定义 —— 团体心理咨询是在团体情境中提供心理帮助与指导的一种心理咨询与治疗的形式
    - 团体心理咨询的形式
    - 团体心理咨询的功能
    - 团体心理咨询与个别心理咨询的异同
      - 相似
        - 目标相似
        - 原则相似
        - 技术相似
        - 对象相似
        - 伦理相同
      - 区别
        - 互动程度
        - 助人氛围
        - 问题类型
        - 咨询技术
        - 工作场所
    - 团体心理咨询的特点
      - 团体心理咨询效率高
      - 团体心理咨询效果易巩固
      - 特别适用于人际关系适应不良的人
    - 团体心理咨询的局限性
    - 团体心理咨询的类型
      - 任务/工作团体
      - 指导/心理教育团体
      - 咨询/人际问题解决团体
      - 心理治疗/人格重建团体
  - 团体心理咨询目标及团体性质
    - 团体目标是团体行为的指引
    - 团体目标的内涵
    - 团体目标的功能
      - 导向作用
      - 聚焦作用
      - 坚持作用
      - 评估作用
    - 团体的一般目标和过程目标
    - 团体的短期目标与长期目标
    - 团体的性质
      - 结构式团体与非结构式团体
      - 同质团体与异质团体
      - 开放式团体与封闭式团体
      - 发展性团体与治疗性团体
      - 自愿性团体与非自愿性团体
  - 团体的发展过程
    - 团体初创阶段的特点与任务
      - 团体初创阶段的任务
      - 团体初创阶段成员的反应
      - 初创阶段的活动
      - 团体契约或规范的建立
      - 开始团体的具体操作
    - 团体过渡阶段的特点与任务
      - 过渡阶段的任务
      - 过渡阶段成员的反应
      - 过渡阶段的活动
      - 向工作阶段过渡
    - 工作阶段的特点与任务
      - 工作阶段的任务
      - 工作阶段成员的反应
      - 工作阶段的活动
    - 团体结束阶段的特点与任务
      - 结束阶段的任务
      - 结束阶段成员的反应
      - 结束阶段的活动

- 确定团体心理咨询的目标和性质
  - 确定目标的准备工作
  - 明确团体的不同目标

- **注意事项**
  - 必须在掌握个别咨询的基础上学习团体心理咨询
  - 咨询师最好在带领团体心理咨询前，自己亲身参加过团体心理咨询的培训与体验

进行团体心理咨询方案设计

- **学习要点**
  - 明确带领团体心理咨询的人员
  - 确定参加团体的对象
  - 确定团体心理咨询时间
  - 确定团体心理咨询进行的地点
  - 确定团体心理咨询效果评估
  - 其他条件
  - 根据需要编制出完整的团体计划书

- **相关知识**
  - 团体心理咨询方案设计的作用及原则
    - 团体心理咨询方案的作用
      - 团体心理咨询方案设计是团体领导者的必备能力
      - 团体方案对成员个人的影响
      - 团体方案对团体内成员互动的影响
      - 团体方案对团体效能的影响
    - 团体方案设计原则
    - 团体方案设计必须符合的要求
      - 计划的合理性
      - 目标的明确性
      - 操作的可行性
      - 过程进行的发展性
      - 团体效果的可评价性
  - 团体心理咨询常用技术
    - 团体技术及其功能
    - 美国团体工作专业协会提出的团体领导者应具备的技术
    - 团体常用技术分类
    - 团体练习的运用

- **注意事项**
  - 避免为活动而活动
  - 避免照葫芦画瓢
  - 避免不适当的活动
  - 避免活动衔接不当
  - 接受督导与同行探讨

第九章　心理测验技能

第一节　心理与行为问题评估

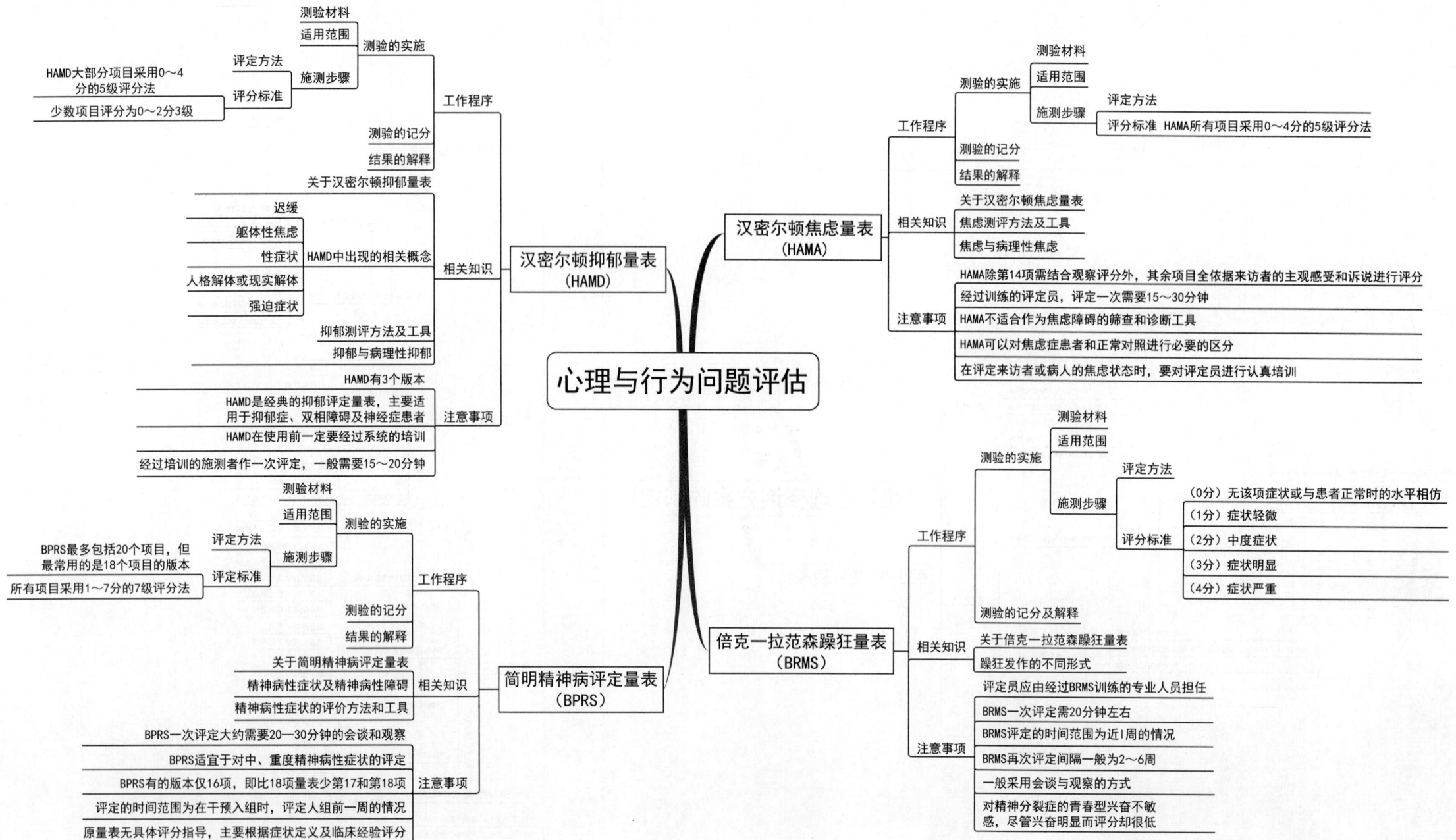

中心主题：**心理与行为问题评估**

汉密尔顿抑郁量表（HAMD）

- 工作程序
  - 测验的实施
    - 测验材料
    - 适用范围
    - 施测步骤
    - 评定方法
      - HAMD大部分项目采用0～4分的5级评分法
    - 评分标准
      - 少数项目评分为0～2分3级
  - 测验的记分
  - 结果的解释
- 相关知识
  - 关于汉密尔顿抑郁量表
  - HAMD中出现的相关概念
    - 迟缓
    - 躯体性焦虑
    - 性症状
    - 人格解体或现实解体
    - 强迫症状
  - 抑郁测评方法及工具
  - 抑郁与病理性抑郁
- 注意事项
  - HAMD有3个版本
  - HAMD是经典的抑郁评定量表，主要适用于抑郁症、双相障碍及神经症患者
  - HAMD在使用前一定要经过系统的培训
  - 经过培训的施测者作一次评定，一般需要15～20分钟

汉密尔顿焦虑量表（HAMA）

- 工作程序
  - 测验的实施
    - 测验材料
    - 适用范围
    - 施测步骤
    - 评定方法
    - 评分标准　HAMA所有项目采用0～4分的5级评分法
  - 测验的记分
  - 结果的解释
- 相关知识
  - 关于汉密尔顿焦虑量表
  - 焦虑测评方法及工具
  - 焦虑与病理性焦虑
- 注意事项
  - HAMA除第14项需结合观察评分外，其余项目全依据来访者的主观感受和诉说进行评分
  - 经过训练的评定员，评定一次需要15～30分钟
  - HAMA不适合作为焦虑障碍的筛查和诊断工具
  - HAMA可以对焦虑症患者和正常对照进行必要的区分
  - 在评定来访者或病人的焦虑状态时，要对评定员进行认真培训

简明精神病评定量表（BPRS）

- 工作程序
  - 测验的实施
    - 测验材料
    - 适用范围
    - 施测步骤
    - 评定方法
      - BPRS最多包括20个项目，但最常用的是18个项目的版本
    - 评定标准
      - 所有项目采用1～7分的7级评分法
  - 测验的记分
  - 结果的解释
- 相关知识
  - 关于简明精神病评定量表
  - 精神病性症状及精神病性障碍
  - 精神病性症状的评价方法和工具
- 注意事项
  - BPRS一次评定大约需要20—30分钟的会谈和观察
  - BPRS适宜于对中、重度精神病性症状的评定
  - BPRS有的版本仅16项，即比18项量表少第17和第18项
  - 评定的时间范围为在干预入组时，评定人组前一周的情况
  - 原量表无具体评分指导，主要根据症状定义及临床经验评分

倍克一拉范森躁狂量表（BRMS）

- 工作程序
  - 测验的实施
    - 测验材料
    - 适用范围
    - 施测步骤
    - 评定方法
    - 评分标准
      - （0分）无该项症状或与患者正常时的水平相仿
      - （1分）症状轻微
      - （2分）中度症状
      - （3分）症状明显
      - （4分）症状严重
  - 测验的记分及解释
- 相关知识
  - 关于倍克一拉范森躁狂量表
  - 躁狂发作的不同形式
- 注意事项
  - 评定员应由经过BRMS训练的专业人员担任
  - BRMS一次评定需20分钟左右
  - BRMS评定的时间范围为近1周的情况
  - BRMS再次评定间隔一般为2～6周
  - 一般采用会谈与观察的方式
  - 对精神分裂症的青春型兴奋不敏感，尽管兴奋明显而评分却很低

```
                                                                          测验材料
                                                                          适用范围      测验的实施
                                                                          施测步骤
                                                                          实足年龄的计算    测验的记分      工作程序
                                   原始分的获得
                                                    量表分和智商的换算
                                   原始分的转换
                                                                          结果的解释
                                                                          关于韦氏儿童智力量表
      类同
      算术
      词汇
      理解
      背数
      填图       韦氏儿童智力量表中国修订本（WISC-CR）各分测验的主要功能    相关知识
      排列
      积木
      拼图
      译码
      迷津
                         韦氏智商的分级标准
      轻度                                      韦氏智商的分级标准及智力迟滞的心理特点
      中度                  智力迟滞的心理特点
      重度
      极重度
                 实施时，在一般情况下，室内除主测者和受测者外不得有第三者在场
                          有效的测验结果有赖于主测者遵从标准手续进行测试       注意事项
                                测题的指导语应该用自然的谈话语调来表达
                                为每名儿童施行10个测验大约需时55～80分钟
```

关于韦氏儿童智力量表 — 韦氏儿童智力量表（WISC）

特殊心理评估的实施

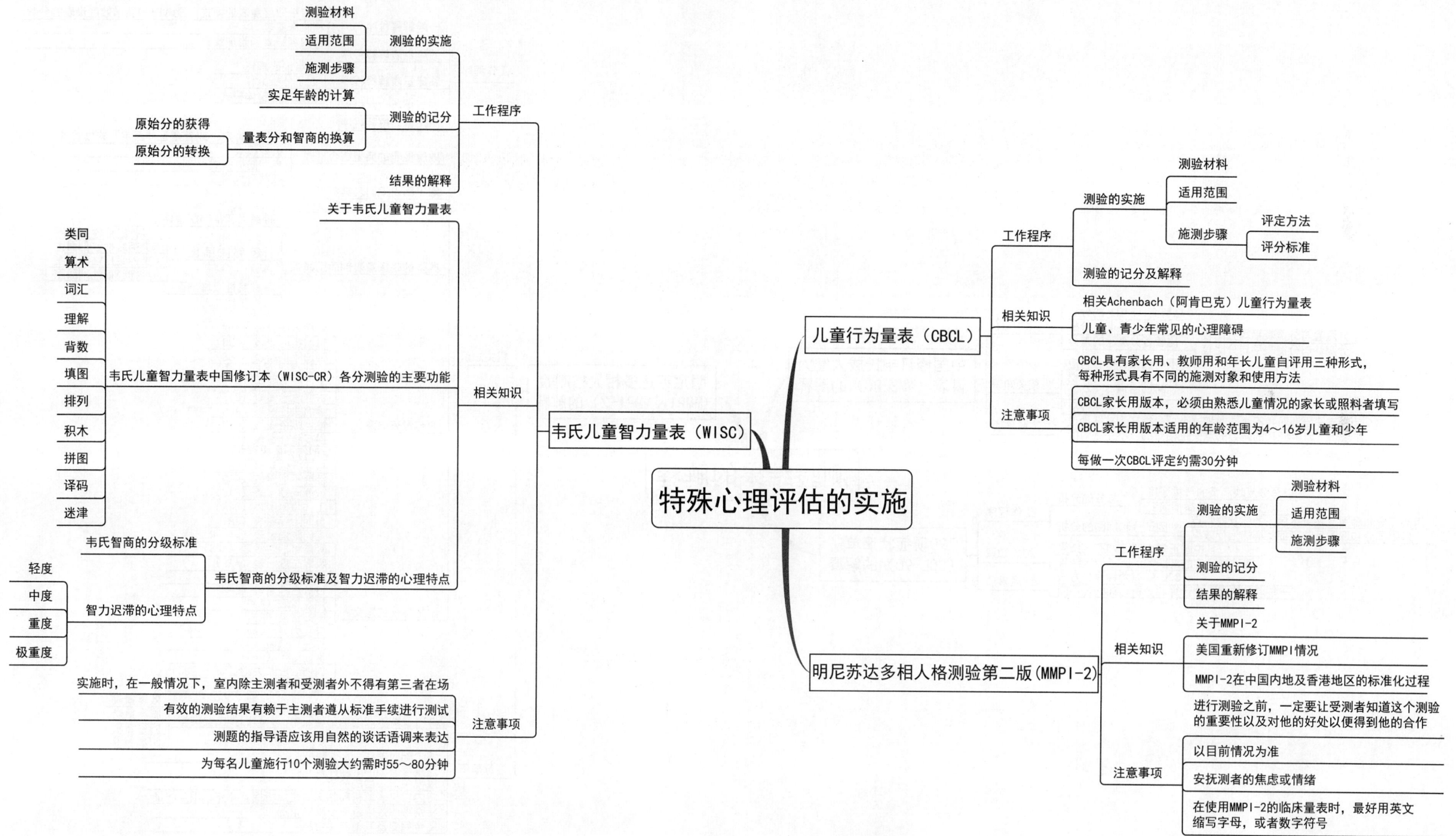

儿童行为量表（CBCL）
- 工作程序
  - 测验的实施
    - 测验材料
    - 适用范围
    - 施测步骤
      - 评定方法
      - 评分标准
  - 测验的记分及解释
- 相关知识
  - 相关Achenbach（阿肯巴克）儿童行为量表
  - 儿童、青少年常见的心理障碍
- 注意事项
  - CBCL具有家长用、教师用和年长儿童自评用三种形式，每种形式具有不同的施测对象和使用方法
  - CBCL家长用版本，必须由熟悉儿童情况的家长或照料者填写
  - CBCL家长用版本适用的年龄范围为4～16岁儿童和少年
  - 每做一次CBCL评定约需30分钟

明尼苏达多相人格测验第二版（MMPI-2）
- 工作程序
  - 测验的实施
    - 测验材料
    - 适用范围
    - 施测步骤
  - 测验的记分
  - 结果的解释
- 相关知识
  - 关于MMPI-2
  - 美国重新修订MMPI情况
  - MMPI-2在中国内地及香港地区的标准化过程
- 注意事项
  - 进行测验之前，一定要让受测者知道这个测验的重要性以及对他的好处以便得到他的合作
  - 以目前情况为准
  - 安抚测者的焦虑或情绪
  - 在使用MMPI-2的临床量表时，最好用英文缩写字母，或者数字符号

测验结果的解释

中国修订韦氏成人智力量表（WMS-RC）的解释

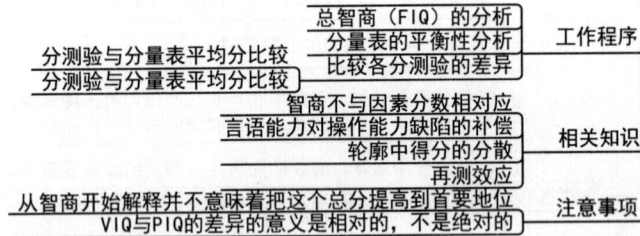

- 工作程序
  - 总智商（FIQ）的分析
  - 分量表的平衡性分析
  - 比较各分测验的差异
    - 分测验与分量表平均分比较
    - 分测验与分量表平均分比较
- 相关知识
  - 智商不与因素分数相对应
  - 言语能力对操作能力缺陷的补偿
  - 轮廓中得分的分散
  - 再测效应
- 注意事项
  - 从智商开始解释并不意味着把这个总分提高到首要地位
  - VIQ与PIQ的差异的意义是相对的，不是绝对的

90项症状清单（SCL-90）的解释

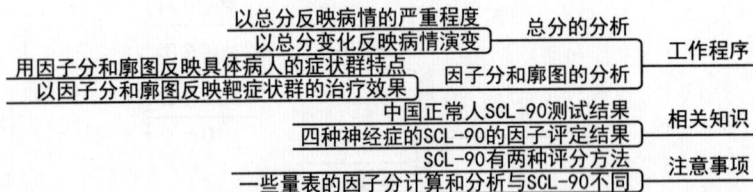

- 工作程序
  - 总分的分析
    - 以总分反映病情的严重程度
    - 以总分变化反映病情演变
  - 因子分和廓图的分析
    - 用因子分和廓图反映具体病人的症状群特点
    - 以因子分和廓图反映靶症状群的治疗效果
- 相关知识
  - 中国正常人SCL-90测试结果
  - 四种神经症的SCL-90的因子评定结果
- 注意事项
  - SCL-90有两种评分方法
  - 一些量表的因子分计算和分析与SCL-90不同

明尼苏达多相人格测验（MMPI及MMPI-2）的解释

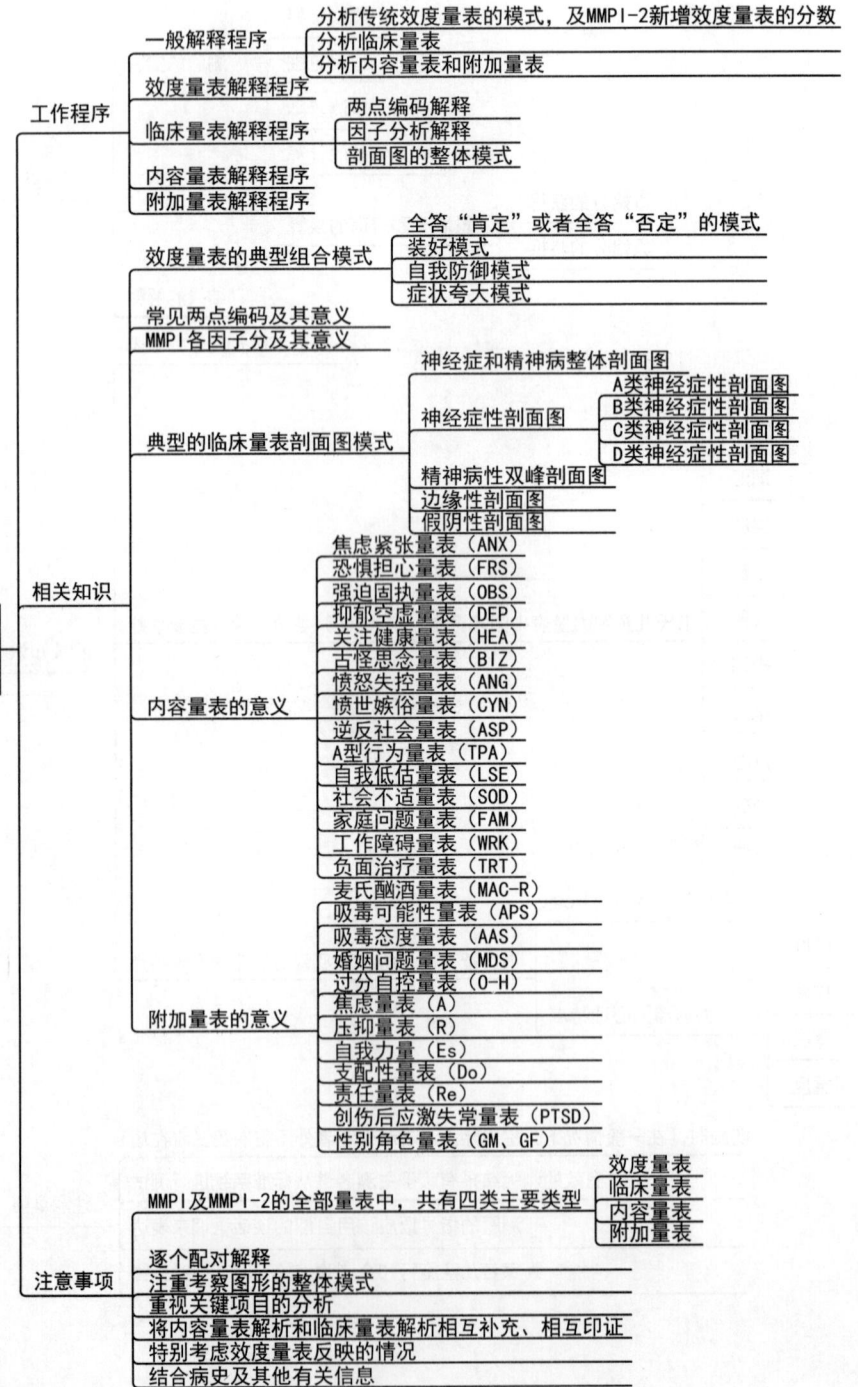

- 工作程序
  - 一般解释程序
    - 分析传统效度量表的模式，及MMPI-2新增效度量表的分数
    - 分析临床量表
    - 分析内容量表和附加量表
  - 效度量表解释程序
  - 临床量表解释程序
    - 两点编码解释
    - 因子分析解释
    - 剖面图的整体模式
  - 内容量表解释程序
  - 附加量表解释程序
- 相关知识
  - 效度量表的典型组合模式
    - 全答"肯定"或者全答"否定"的模式
    - 装好模式
    - 自我防御模式
    - 症状夸大模式
  - 常见两点编码及其意义
  - MMPI各因子分及其意义
  - 典型的临床量表剖面图模式
    - 神经症和精神病整体剖面图
    - 神经症性剖面图
      - A类神经症性剖面图
      - B类神经症性剖面图
      - C类神经症性剖面图
      - D类神经症性剖面图
    - 精神病性双峰剖面图
    - 边缘性剖面图
    - 假阴性剖面图
  - 内容量表的意义
    - 焦虑紧张量表（ANX）
    - 恐惧担心量表（FRS）
    - 强迫固执量表（OBS）
    - 抑郁空虚量表（DEP）
    - 关注健康量表（HEA）
    - 古怪思念量表（BIZ）
    - 愤怒失控量表（ANG）
    - 愤世嫉俗量表（CYN）
    - 逆反社会量表（ASP）
    - A型行为量表（TPA）
    - 自我低估量表（LSE）
    - 社会不适量表（SOD）
    - 家庭问题量表（FAM）
    - 工作障碍量表（WRK）
    - 负面治疗量表（TRT）
  - 附加量表的意义
    - 麦氏酗酒量表（MAC-R）
    - 吸毒可能性量表（APS）
    - 吸毒态度量表（AAS）
    - 婚姻问题量表（MDS）
    - 过分自控量表（O-H）
    - 焦虑量表（A）
    - 压抑量表（R）
    - 自我力量（Es）
    - 支配性量表（Do）
    - 责任量表（Re）
    - 创伤后应激失常量表（PTSD）
    - 性别角色量表（GM、GF）
- 注意事项
  - MMPI及MMPI-2的全部量表中，共有四类主要类型
    - 效度量表
    - 临床量表
    - 内容量表
    - 附加量表
  - 逐个配对解释
  - 注重考察图形的整体模式
  - 重现关键项目的分析
  - 将内容量表解析和临床量表解析相互补充、相互印证
  - 特别考虑效度量表反映的情况
  - 结合病史及其他有关信息